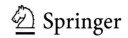

胎儿心脏超声解剖

Echocardiographic Anatomy in the Fetus

主　编　〔意〕恩里科·齐阿帕（Enrico M. Chiappa）

　　　　〔英〕安德鲁·库克（Andrew C. Cook）

　　　　〔意〕詹尼·博塔（Gianni Botta）

　　　　〔美〕诺曼·西利韦尔曼（Norman H. Silverman）

主　译　陈　娇　**副主译**　彭　谨　余　莉　李　雷

主　审　唐　红

北京科学技术出版社

著作权合同登记号　图字：01-2021-0322

图书在版编目（CIP）数据

胎儿心脏超声解剖 /（意）恩里科・齐阿帕（Enrico M. Chiappa）等主编 ; 陈娇主译 . — 北京 : 北京科学技术出版社 , 2021.8
书名原文 : Echocardiographic Anatomy in the Fetus
ISBN 978-7-5714-1329-3

Ⅰ . ①胎… Ⅱ . ①恩… ②陈… Ⅲ . ①胎儿疾病—先天性心脏病—人体解剖学—超声波诊断 Ⅳ .
① R714.530.4

中国版本图书馆 CIP 数据核字 (2021) 第 007691 号

责任编辑：尤玉琢　刘瑞敏
责任校对：贾　荣
责任印制：吕　越
封面设计：申　彪
出 版 人：曾庆宇
出版发行：北京科学技术出版社
社　　址：北京西直门南大街 16 号
邮政编码：100035
电　　话：0086-10-66135495（总编室）　0086-10-66113227（发行部）
网　　址：www.bkydw.cn
印　　刷：北京雅昌艺术印刷有限公司
开　　本：787 mm × 1092 mm　1/16
字　　数：300 千字
印　　张：16.25
版　　次：2021 年 8 月第 1 版
印　　次：2021 年 8 月第 1 次印刷
ISBN 978-7-5714-1329-3

定　　价：220.00 元

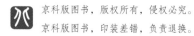

译者名单

主 译 陈 娇 **副主译** 彭 谨 余 莉 李 雷
主 审 唐 红 四川大学华西医院心内科
译 者（以姓氏汉语拼音排序）

白文娟	四川大学华西医院
陈 娇	四川大学华西第二医院
代小惠	四川大学华西第二医院
郭 楠	四川大学华西第二医院
李 雷	四川大学华西第二医院
李益萍	四川大学华西第二医院
罗 玲	四川大学华西第二医院
彭 谨	四川大学华西基础医学与法医学院
蒲利红	四川大学华西第二医院
魏 薪	四川大学华西医院
伍 婷	四川大学华西第二医院
余 莉	四川大学华西第二医院
张 文	四川大学华西第二医院
张晓玲	四川大学华西医院
周 婕	四川大学华西第二医院

译者前言

先天性心脏病是一种严重影响胎儿和儿童健康的疾病，一直是产前诊断的重点。若能在妊娠期尽早发现胎儿心脏发育畸形，则可降低严重心脏畸形胎儿的出生率和围生期死亡率，对优生优育具有重要意义。

早在 1982 年，美国 Greggory 等就提出可采用超声技术对胎儿心脏进行检查。近年来，随着超声技术的不断进步，以及对先天性心脏病胚胎发育、血流动力学改变等的不断研究和总结，胎儿超声心动图已经成为产前评估胎儿心脏畸形最详细的检查手段，受到越来越广泛的关注，并得到迅速的推广和应用。同时，由于胎儿心脏扫查独有的特点，如胎儿体位、快速的胎心率、有限的透声窗以及胎儿特殊的血流动力学等，加之心脏本身结构的复杂性和先天性心脏病种类的多样性，准确诊断胎儿先天性心脏病仍然具有很高的挑战性。

根据我们多年来的经验，从事胎儿超声心动图检查的医师充分理解、掌握胎儿心脏正常和异常的解剖学知识是提高诊断准确性的有效途径，但国内外专著仍多以疾病超声诊断为撰写重点，而介绍胎儿先天性心脏病病理解剖特点的专著少之又少。鉴于这种情况，2012 年我们翻译了《胎儿心脏超声解剖》（*Echocardiographic Anatomy in the Fetus*）一书，深受国内超声工作者的欢迎。时隔 8 年，应广大读者要求，我们再次组织人员进行翻译，并对前一次翻译中的瑕疵进行了修正。

本书内容新颖，视角独特，通过将大量精美的胎儿心脏的整体解剖图片与超声图像进行对照，同时还特别增加了四川大学华西第二医院超声科陈娇医师积累的大量正常与异常病例的动态图像，使读者对超声图像有更为直观的了解。书中并没有采用常规的方式描述某种心脏病变在各个切面上的特征，而是按照读者在实际操作中的需求详细展示了在各个切面上正常和异常胎儿心脏的影像学特征，这种描述方式不但让人耳目一新，同时切合中国医师协会超声医师分会《产前超声指南——胎儿超声心动图指南》，具有更高的实用性。

另外，本书章节的编排合理有序，充分考虑了读者的学习习惯和操作规程。首先系统地介绍了胎儿躯体及其心脏检查的基本诊断原则，针对在实际操作过程中经常遇到的难点和要点进行了细致的分析。然后按照从胎儿躯体横切面到矢状面的顺序，依次详细描述胎儿超声心动图检查中经常使用的各个切面。最后介绍了三维和四维胎儿超声心动图的新技术及胎儿心脏的解剖方法。本书图文并茂、内容丰富、插图精美，对超声科医师、产科医师、儿科医师以及相关专业的临床工作者具有很高的实用价值。

翻译过程中，我们在充分理解原文内涵的基础上，本着"信、达、雅"的翻译原则，力求通过最准确的文字表达出原作者的观点。为此，从组织翻译到初稿完成，经过了多人次的审阅修改。尽管投入了相当多的时间和精力，但鉴于学识有限，译文中或许仍存在不妥与疏漏之处，敬请各位同仁批评指正，我们将不胜感激！

最后，希望本书能给大家在胎儿超声心动图检查的学习与实践中带来收获。

四川大学华西医院心内科　唐红

2020 年 8 月 26 日

序　一

Norman H. Silverman

过去 20 年来，胎儿超声心动图检查已经从实验走向临床，成为评估胎儿心脏健康与否的重要工具。与之相关的超声技术也取得了长足的进步，许多超声仪器已配备了高分辨率探头，应用了彩色血流成像、脉冲多普勒、M 型以及连续多普勒等先进技术。近年来，采用空间时间相关成像（STIC）和全容积成像技术的胎儿三维超声成像也极具发展潜力。

各领域从事胎儿超声心动图检查的工作人员，包括来自放射科、产科和儿童心血管科的超声医师以及从事扫查任务的超声技师，他们不仅需要掌握胎儿超声心动图检查的基本操作技能，还需要掌握胎儿心脏的解剖学、生理学以及各种心脏疾病的相关知识。本书基于以上原因，通过胎儿心脏的解剖形态学及病理学图像和示意图来展示胎儿超声心动图检查与解剖学、生理学、心脏疾病之间的相互关系。本书主要作者 Enrico M. Chiappa 博士为我们提供了其数年来在意大利实验室积累的丰富病例，各种胎儿心脏超声图像均非常精美且十分独特。同时，Andrew C. Cook 博士和 Gianni Botta 博士提供的各种高质量的胎儿心脏的病理图像更加丰富了本书内容。

本书的章节设置非常适合临床医师的阅读需求。第一篇介绍了胎儿躯体及其心脏检查、心脏节段分析以及诊断中的基本原则。第二篇按照从胎儿躯体横切面到纵切面的顺序，阐述了如何应用超声心动图清晰显示病变的细致特征。第三篇介绍了三维和四维超声心动图技术的基本信息以及病理学在心脏疾病诊断中的作用，这部分内容可作为传统成像技术的参考和对照，进一步提升了本书的价值。

我们为此书倾注了很多的心血，对书中选择的大量精美图像资料均进行了清晰标示和描述，目的是让读者既可以直接获得胎儿心脏解剖异常和正常形态学的对照，又可以从文字表述中获得更多的详细信息。本书有助于提高超声医师和技师采集图像及理解图像的能力，同时也为产科、心脏科以及放射科医师的日常诊断工作提供良好的借鉴。

序 二

Enrico M. Chiappa

　　即使在具有规范产前筛查程序的国家，宫内先天性心脏病的检出率也仍然较低，先天性心脏病病例中仅有 20% 发生于常见的高危妊娠。因此，对所有孕妇进行超声筛查是有必要的，这可以提高胎儿先天性心脏病的检出率，并及时采取最有效的处理措施。然而，针对产前筛查的研究结果差异较大，而且检出率普遍较低，其原因是多方面的。目前人们普遍认为，检查者的技能在这个环节中具有至关重要的作用，因此对检查者进行适当的培训是非常必要的。

　　我们认为，胎儿心脏病学的研究机构应当投入更多资源，对参与产前超声筛查的工作人员进行全面培训。这么做的目的是让检查人员全面深入地了解胎儿心血管系统的解剖学知识。Robert Anderson 教授在发表过的一篇综述［Anderson RH, Razavi R, Taylor AM (2004) Cardiac anatomy revisited. J Anat 205:159-177］中提到："按照惯例，人体解剖学对所有结构都按照其在体内的解剖位置及其与相邻器官的相互关系进行描述，但对心脏的描述却总是有所欠缺。"过去曾流行"Valentine"解剖描述法，通常是将心脏从周围的结构中单独分离出来，以朝下的心尖作为平衡点，心房位于心室上方。这种方法容易使人产生混淆，特别是在心脏位置和心脏节段易发生变化的先天性心脏病中。因此，如 Anderson 教授所说："我们应该按照心脏在体内的实际位置（如临床断层影像显示的那样）来学习心脏的解剖。"若要达到这个目的，过去超声心动图教科书中经常采用的离体心脏断层显示的方法，对于产前超声检查就不完全适用了。因为产前超声检查胎儿心脏时，显示的周围的结构范围更广，而且显示胎儿胸腔的途径比产后检查更多。

基于上述原因，我们决定采用以整个胎儿躯体断层为背景来显示胎儿心脏的断层切面，这样就可以显示心脏与其周围结构的关系。如第二十一章所示，在严格遵守意大利立法以及征得胎儿父母知情同意并签署同意书的前提下，我们获得了一定数量的胎龄小于 20 周的胎儿躯体的断层成像。关于获得断层成像这个想法源于 Alf Staudach 近 20 年来的基础性研究 [StaudachA (1989) Sectional fetal anatomy in ultrasound. Springer]，断层成像充分利用了计算机技术在图片和超声图像处理中的优势。

本书的目的并非系统描述胎儿的先天性心脏病，而是为读者了解胎儿心脏的正常和异常超声解剖提供一个有用的工具。因此，对于该领域众多的出版物而言，本书旨在补充，而非代替。

本书的第一篇阐述了诊断的基本原则，并以图例阐述了如何确定胎儿躯体的方位、内脏心房的位置以及心脏的位置。这样的编排次序反映了胎儿超声心动图检查时应该遵循的实际顺序。第二篇描述了各种情况下的胎儿超声心动图成像，其中包括产科超声医师最熟悉的图像，也包括通常只有儿科心脏病医师才能获得的图像。尤其是胎儿躯体短轴切面成像，近年来已被证实是进行胎儿心脏全面检查的有效方法。有关超声心动图成像的各章节按逻辑顺序分为两个系列：一是胎儿胸部横切面，按照从下到上的顺序编排；二是矢状面和旁矢状面，按照从右向左的顺序编排。这种顺序在一定程度上模仿了检查时扫查平面的变化，检查者可通过二维探头的手动扫描或者三维探头的自动操作按顺序获取这些切面。

第三篇包括两章内容。第二十章描述了三维和四维超声新技术在胎儿心脏成像中的基本应用，包括容积成像的新技术如空间时间相关成像（STIC），以及重建技术如表面模式、最小透明模式、反转模式等。第二十一章强调了尸检在提供胎儿心脏异常信息中的重要性，并讲解了解剖和拍摄尸体标本的最佳技术。这一章强调了书中其他章节所描述的超声心动图成像的重要性，它既是理解超声新进展的基础，也是将来在胎儿心脏的尸检研究中应用 MRI 和 CT 的基础。将这两个不同的章节归于同一篇是因为处理三维和四维超声容积数据图像与处理病理标本之间有许多相似之处。无论是使用数字工具还是病理学家的刀片，所显示的信息都取决于检查者所获取的心脏容积平面。此外，在显示胎儿先天性心脏病标本的细节能力方面，一些图像重建技术甚至可与病理学家的精细摄影技术相媲美。

　　最初开始编写本书时，我们曾就图像定位问题与心脏解剖形态学家 Andrew C. Cook、Gianni Botta 以及 Robert H. Anderson 进行过深入讨论。读者会注意到，部分胸部横切面的解剖图像"第一眼"看上去和超声心动图图像并不相符。我们决定维持超声心动图图像最初的仰视观（这也是 MRI 和 CT 的标准），而不是将图像水平翻转。因为将图像水平翻转会降低图像的数字分辨率。为便于读者理解，我们决定在每个图像上都标注其方向。

　　至于异常的心脏，本书并没有完整描述某种先天性心脏病在不同切面上的表现，而是着重讲述在同一切面上正常或异常心脏会有怎样的影像学特征。尽管我们明白，这种描述方式不足以全面评估某种特定的病变，但再现了检查者常用的检查手法。因为在检查初始，检查者并不知晓被检查者是否正常，而检查者越是了解胎儿心脏的正常解剖就越容易辨认出胎儿心脏的异常。

目 录

第二篇
超声心动图成像

第一部分　　胎儿躯体横切面

第三部分　胎儿躯体斜切面

第三篇
超声心动图与心脏形态学概述

诊断的基本原则

第一章

总　论

一、概述

先天性心脏病是最常见的先天畸形，在活产儿中发病率为 0.6%~0.8%[1-3]，在流产胎儿中的发病率更高[4, 5]。此外，心脏疾病是导致先天性畸形婴幼儿死亡的主要原因，近 20% 的新生儿死亡和高达 50% 的婴幼儿死亡与此有关。最近的研究表明，产前诊断对于降低先天性心脏病患者的发病率和死亡率具有积极作用[6-8]。但仅有 20% 的胎儿先天性心脏病发生在高危妊娠中，因此有必要对所有孕妇进行常规筛查。然而，由于儿科心脏病医师人数有限，产前筛查无法全部交由他们来完成。许多发达国家在孕 18~22 周进行的常规"畸形筛查"中，采用一种简化模式即四腔心切面来检查胎儿心脏，并对所有产科超声医师进行特殊培训。但这种简化模式在许多先天性心脏病的筛查过程中显示出较高的假阴性率，打破了人们对四腔心切面能够发现大多数严重心脏畸形的美好预期[9-11]。比如，包括大动脉转位、法洛四联症、共同动脉干及右心室双出口等在内的大部分圆锥动脉干畸形，在四腔心切面上可能表现是完全正常的。一些筛查模式也发现，采用多切面的心脏检查能显著提高先天性心脏病的检出率[12-16]。因此，人们逐渐达成共识：常规胎儿心脏畸形筛查应包含对心室 - 大动脉连接关系的评估[17, 18]。虽然详细的胎儿超声心动图检查能发现大多数严重的先天性心脏病，但这需要耗费大量时间，并且需要掌握正常和异常心血管系统解剖学方面的专业知识，而这并非每一位检查者都能具备。因此，大多数作者认为，要改善胎儿超声心动图的这种状况，需要制订一个明确而且有效的教学方法来努力拓展操作者的技能，通过培训来提高超声医师识别胎儿心脏畸形的阳性率[19, 20]。我们相信，本书所提供的信息将会在最大程度上帮助读者最终实现这个目标。

本书的出版源自两方面的考虑。一方面，不论是在胎儿期还是在出生后，超声心动图诊断都是基于动态影像。随着超声系统的不断发展，储存大量高清晰度的数字图像和动态视频已成为可能。这些新进展既有助于在临床领域开展新的应用方式，也可以为教学提供强大的多媒体演示。另一方面，以往的超声心动图教科书中常常将离体心脏标本的剖面图与相应的超声心动图切面进行对照，虽然这种方法在技术上相对简单而且耗时不多，但对于理解心脏与心外结构的关系而言，采用身体的整体剖面图更具优势。在胎儿超声心动图检查中理解这些结构的相互关系显得尤为重要，因为在心脏周边可以观察到的结构众多，而且显示胎儿胸腔图像的途径也多种多样。

二、设备

关于产前诊断中超声应用原则的讨论不属于本书的范畴，现有大量涉及该主题的论文和书籍，请读者自行参阅[21-24]。

做胎儿超声心动检查时，普遍推荐采用高分辨率的超声仪器。过去 10 年中，超声探头的分辨率明显提高，同时由于探头采用了单线发射、双线接收的并行处理技术，可以获得较以往高 2 倍的帧频（图 1.1）。配合先进的探头技术，孕 11~14 周即可经阴道行胎儿超声心动图检查，而经腹部胎儿超声心动图检查可在孕 12~15 周进行[25, 26]。由于颈项透明层筛查能有效发现有染色体异常和心脏异常风险的胎儿，导致越来越多的胎儿在筛查后需要进行全面的超声心动图检查[27-29]。虽然某些病例的诊断性检查在妊娠早期即可进行，但我们还是推荐在孕 18~22 周时进行更全面的心脏检查[30-32]。

为了获得最佳的分辨率，应尽可能选用较高频率的探头。绝大多数中期妊娠的孕妇可选用 5~8MHz 的探头频率，但如果存在孕妇超重、前置胎盘、羊水过多或胎儿体位不佳，会导致穿透深度受到限制，可选用 3MHz 的探头频率。检查时可选用扇形探头或凸阵探头，两者各有优缺点。扇形探头专为心脏检查设计，扫查角度较大，在声窗受限的情

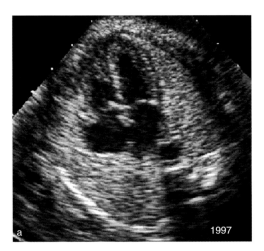
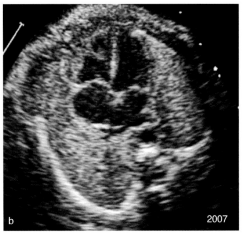

图 1.1　相隔 10 年的 2 幅超声心动图四腔心切面［1997 年（a）、2007 年（b）］。从 2007 年的图像可以看出，新一代探头的分辨率有明显提升，显示的解剖结构更加细致

况下优势更加明显。当存在羊水过多或母体腹壁过厚时，由于扇形探头接触面积小，可放置于母体脐窝，能够更靠近胎儿，从而改善图像质量。但由于声束由探头表面呈扇形发射，所以线密度（以及侧向分辨率）会随深度的增加而降低。

与扇形探头相比，凸阵探头能够提供更宽广的视野，更容易确定胎儿躯体的方位，并可保证在整个观察范围内具有更均匀的分辨率。

因为胎儿的心率很快，而且心脏结构处于活动状态，所以超声仪器调节的首要目的是获得尽可能高的帧频。二维超声检查（图1.2a）仍然是胎儿心脏检查中最常使用的方法。检查时推荐将预设条件设置为压缩灰阶、窄声束、单聚焦以及极低余辉或无余辉。因为产科检查的预设条件中帧频过低，不能得到可靠的胎儿心脏图像，所以对经验不足的产科超声医师而言，在检查时选择上述推荐的预设条件非常重要。为避免伤害胎儿，心脏检查的预设条件还应确保彩色和脉冲多普勒的空间瞬时平均输出功率低于 $100mW/cm^2$。

采用缩放功能放大图像能够更清晰地显示胎儿心脏的大小和结构，目前电影回放功能也可记录较长时间的连续数字影像，因而可以即刻对单帧图像进行回放查看，这对于发现那些在实时检查中可能被忽略的结构或血流异常非常有用。采用新型的超声仪器还可将数字视频存储在内置的计算机硬盘中。具备电影回放和数字视频存储功能的超声仪器可以让检查者在病例讨论时非常方便地对动态视频和静态数字图像进行重新回顾分析，这在很大程度上优于专业的磁带录像机设备。

胎儿心脏超声检查时，使用多普勒技术可以辅助二维超声对心脏形态结构进行分析。为了更准确地观察血流，检查时声束的入射角度应尽可能与需要观察的血流方向平行。声束与血流方向的夹角小于20°时，血流速度的估测误差可以忽略不计。常规使用彩色血流成像（color flow mapping, CFM）（图1.2b）有助于评估心室充盈的对称性，并能发现与大部分先天性心脏病相关的明显的房室瓣反流，也有助于指导观测范围内脉冲多普勒取样容积放置位点的选择。应用彩色血流成像时，应尽可能缩小彩色取样框，显示动脉血流时速度量程应在50~90cm/s，而静脉血流的速度量程应在7~20cm/s。脉冲多普勒（图1.2c）检查时应选择较短的取样容积长度（2~4mm），动脉血管的壁滤波设置为150~300Hz，而静脉血管的壁滤波为50~100Hz。为避免呼吸运动造成血流波形的改变，应当在胎儿呼吸暂停时进行脉冲多普勒频谱描记。连续多普勒检查并非必须，但如果需要准确评估高速射流峰值速度时则应采用。比如，在评估室间隔完整型肺动脉瓣闭锁患者的三尖瓣反流时就需要进行连续多普勒检查（图1.2d）。

M型超声（图1.2e）具有较高的帧频和时间分辨率，是确定室壁厚度、心室内径、短轴缩短率最准确的检查方法。然而因为M型超声进行测量时需要特定的声束方向，而在胎儿期有时很难做到甚至根本无法做到这一点，所以在胎儿期M型超声的应用受到很大限制。彩色M型超声（图1.2f）结合脉冲多普勒检查在评估胎儿心律失常方面具有非常高的价值。

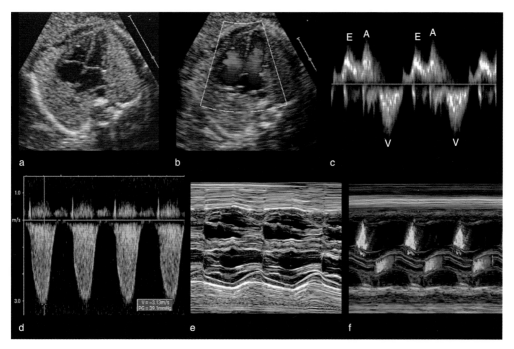

图1.2 胎儿超声心动图最常见的一些检查模式：二维成像（a）、彩色血流成像（b）、脉冲多普勒（c）、连续多普勒（d）、M型（e）、彩色M型（f）

三、躯体和心脏的主要平面

躯体的主要平面包括矢状面、冠状面和横切面（图1.3）。

- 矢状面，又称正中面，沿身体实际的前后方向走行，经正中轴线时将身体分为左右两部分。
- 冠状面，又称额状面，是与矢状面垂直的身体长轴面，经中心轴线时将身体分为前后两部分。
- 横切面，又称水平面，是与矢状面和冠状面相垂直的身体短轴面，将身体分为上下两部分。

胎儿出生后的心脏长轴平面从心尖所在的左季肋部指向右肩。成人心脏的长轴平面与身体各主要平面的夹角一般均为45°，但与横切面的夹角可能会因

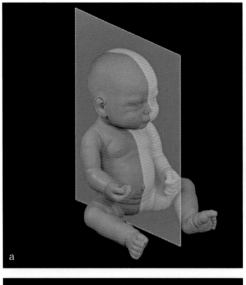
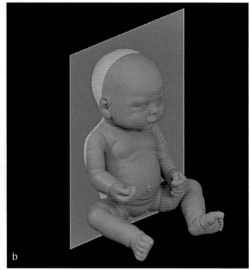
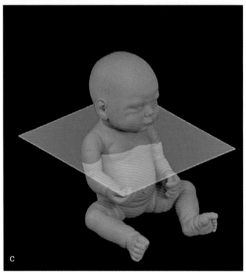

图 1.3 人体模型显示胎儿躯体的矢状面（a）、冠状面（b）、横切面（c）

横膈位置的改变而发生变化。因为胎儿肺组织尚未膨胀，肝也相对较大，所以胎儿心脏要比出生后更倾向于水平位，其长轴平面与躯体横切面近似平行，而与心脏长轴垂直的短轴平面则几乎与躯体矢状面平行（图 1.4）。

心脏长轴平面中有 2 个主要的平面比较常用，即四腔心平面和两腔心平面。前者与室间隔流入部及小梁部垂直，而后者则与之平行（图 1.5a）。心脏短轴平面包含了多个平行的平面，均与心脏长轴垂直，其中最常用的是二尖瓣水平和左心室乳头肌水平的短轴平面（图 1.5b）。

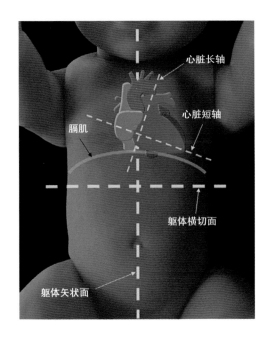

图 1.4 人体模型显示胎儿躯体及心脏的长轴和短轴

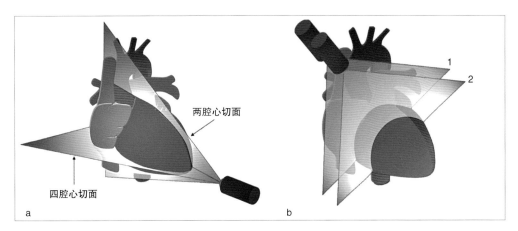

图 1.5 模拟探头于心尖处沿心脏长轴方向的两个平面（a）。心脏图解显示心脏的两个基本的短轴切面（b）：二尖瓣水平（或心底水平）（1）以及乳头肌水平（2）

四、基本操作手法

通常情况下，胎儿超声心动图检查时探头活动幅度应尽可能小，这是由于胎儿心脏的体积很小，同时距探头接触点相对较远，探头的略微移动即可引起扫查平面发生很大变化。

超声检查中可通过 3 种基本手法来改变检查平面，即旋转、侧动和平移（图 1.6）。

● 旋转：保持探头与皮肤的接触点位置

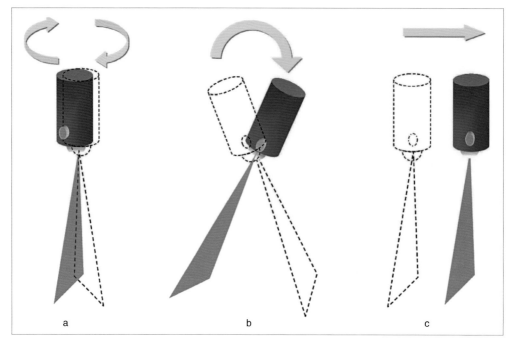

图 1.6 示意图显示 3 种基本的探头操作手法：旋转（a）、侧动（b）、平移（c）

固定，顺时针或逆时针转动探头来改变扫查平面。

- 侧动：保持探头与皮肤的接触点位置相对固定，向上下侧或左右侧倾斜探头来改变扫查平面。

- 平移：保持扫查平面不变，探头在皮肤上滑动来改变其与皮肤接触点的位置。

虽然掌握扫查平面的平移手法有些困难，但该方法在产前超声检查时非常有用，因为通过探头的平移可以从不同扫查角度得到相似的影像。例如，通过平移可以将想要观察的脏器从近场结构的声影中显示出来（图 1.7）。

利用探头的平移还可将声束从侧向分辨率转至轴向分辨率来观察心脏结构，从而提高清晰度（图 1.8）。胎儿超声心动图检查时，由于胎儿肺脏充满液体而非气体，并不阻碍图像的显示，探头可以从不同位置显示相似的心脏图像。因此，检查者可以经胎儿的肋骨甚至背部进行心脏检查，而这在出生后根本无法做到（图 1.7）。不过，从背部检查会造成声能衰减，尤其是在妊娠晚期，胸廓的骨结构会反射大部分的声能。

一般来说，经胎儿腹部可非常清晰地显示心脏结构。如果最初检查时图像不满意，可通过改变扫查平面、让孕妇转为侧卧位、排空充盈的膀胱或者活动一段时间等方法让胎儿体位变得更适合检查。有些情况下，可能需要过几个小

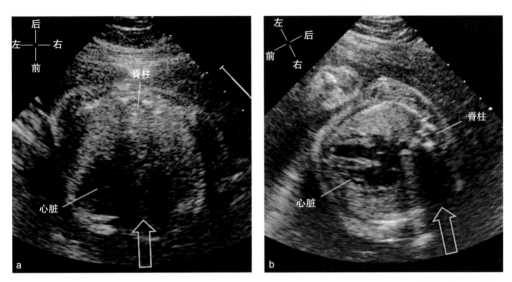

图 1.7 同一胎儿的 2 幅四腔心切面。由于脊柱位于前方，心脏被其声影（中空黄色箭头）遮挡以致几乎无法显示（a）；将探头平移至脊柱左侧，心脏从声影（中空黄色箭头）中移出，从而经胸腔左侧后方显示出理想的四腔心切面（b）

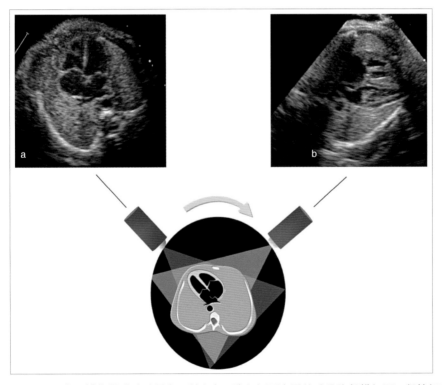

图 1.8 示意图模拟羊膜腔（黑色区域）内四腔心切面水平的胎儿胸部横切面。保持扫查平面不变，探头在母体腹部表面平移（黄色箭头）可将心尖四腔心切面（a）转变至胸骨旁四腔心切面（b）

时甚至数天后才能完成检查。

五、轴向及侧向分辨率

轴向分辨率指位于同一声束方向上超声系统能分辨的两点间的最短距离。横向分辨率指超声系统能分辨的横向相邻两点间的最短距离。在所有的二维超声系统中，轴向分辨率实际上要比横向分辨率高，也就是说与声束垂直的结构要比与声束平行的结构显示得更加清楚。阐述这一问题的最好例证就是四腔心切面，该切面既可在心尖部显示，也可在胸骨旁显示。虽然两者显示同样的胎儿胸腔结构，但心尖四腔心切面和胸骨旁四腔心切面提供的信息并不一样，前者可以更清晰地显示右心室调节束、房室瓣以及静脉心房连接，而后者对于室壁厚度、心室横径以及卵圆孔

的形态和功能的评估更为准确。心尖四腔心切面难以确定心腔的心内膜边界，也难以准确评估室壁厚度和心腔横径，而胸骨旁四腔心切面则常常无法明确调节束和房室瓣结构（图 1.9）。动态图像上的这些差异要比静态图像更加明显。

六、心脏综合评估方法

如前文所述，大多数作者认为常规胎儿畸形筛查应当包含对心室 - 大动脉连接的检查，而心室 - 大动脉连接的图像可通过不同的方法显示[16, 17]。有些作者更青睐于结合心室流出道切面进行综合评估，而有些作者则建议采用一系列的胎儿胸腔短轴切面对心脏进行全面评估[33-36]。

若要对胎儿心脏进行全面评估，有

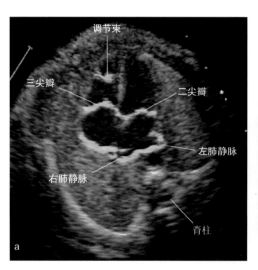
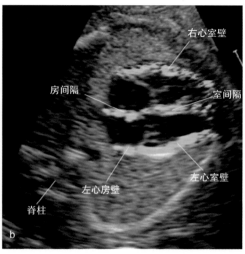

图 1.9　正常心尖四腔心切面（a）和胸骨旁四腔心切面（b）。黄色高亮区表示各切面中显示更为清晰的结构

经验的检查者应该对超声心动图的解剖学知识了如指掌，只有这样，标准切面才能只是作为参照平面而非检查者在序列扫查过程中的最终目的。全面的心脏超声检查应该包括自上而下、从左到右、由前向后的多组平行切面。然而，要求所有产科超声医师都能在常规检查中掌握这些知识显然不切实际。我们 10 多年的教学经验发现，初学者或初级水平的超声工作者比较容易理解和掌握胎儿躯体横切面或矢状面的检查方法。这种采用与胎儿躯体长轴垂直或平行的扫查平面的检查方法（图1.10）更适合他们，因为他们更容易接受以胎儿躯体长轴而不是心脏长轴作为参照。

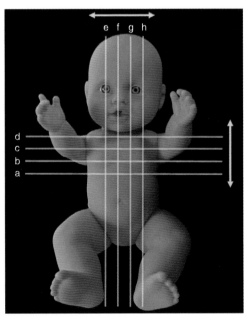

图 1.10 图中人体模型上的白线模拟扫查时沿胎儿躯体横切面自下而上（a~d）和沿胎儿躯体矢状面从右到左（e~h）的一系列连续切面

值得注意的是，近年来经胎儿上腹部以及胸腔横切面进行的心脏超声检查逐渐受到重视。这些切面所显示的图像与磁共振成像（MRI）相似（图 1.11）。

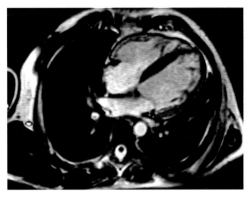

图 1.11 胎儿出生后心脏 MRI 显示的四腔心切面（引自 Courtesy of G. Festa, CNR Massa Carrara, Italy）

我们认为，对胎儿躯体横切面（图1.12）的系列扫查可以全面评估胎儿心脏，并可作为心脏筛查的标准化技术进行使用[35]。

本书的目的是让读者能获得更多胎儿心脏的解剖学知识，以便能在脑海中对胎儿心脏及周围结构进行三维重建。而且，本书部分章节也对胎儿超声心动图的三维新技术进行了专门介绍。空间时间相关成像（the spatiotemporal image correlation, STIC）技术促进了三维胎儿超声心动图的研究，并将在未来 10 年取得更加显著的进展[37-45]。通过采集胎儿心脏的三维容积数据，可应用多组平面对心脏进行检查，而且其中的某些切面是普通二维超声检查无法获取的[44]。

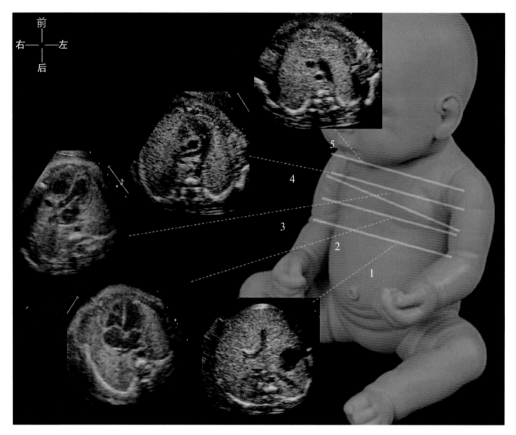

图 1.12　胎儿躯体的 5 个基础横切面及其在人体模型上的对应截面：上腹部横切面（1）、四腔心切面（2）、五腔心切面（3）、动脉导管横切面（改进的三血管切面）（4）、主动脉弓横切面（5）

此外，数字化存储的容积数据还可发送给专业医师进行分析或再次评估。三维超声心动图技术将有可能减少超声检查对操作者的依赖性。例如，虽然 STIC 技术的帧频较低，但获取的容积数据可自行处理形成一系列的平行切面，这与"传统"技术下通过操作探头显示的图像类似。

超声心动图发展的方向是尽可能减少图像采集时间，提供更快捷简便的发现病变的方法，以及真实还原心脏的实际形态结构。事实上，目前的 MRI 和计算机断层扫描（CT）已经非常接近真实的解剖标本，以至于临床医师所见的图像与病理学医师所见的标本几乎没有差别（图 1.13）。

在这方面，超声技术的持续发展已显示出巨大前景。但无论其如何发展，在可预见的未来，本书所展示的这些清晰细腻的切面图像将依然是胎儿心脏成像的基础和胎儿心脏检查的标准参考资料。

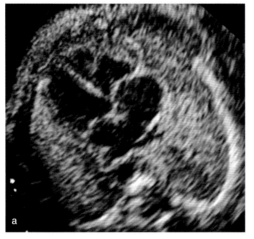
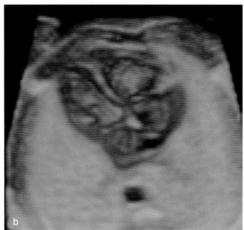

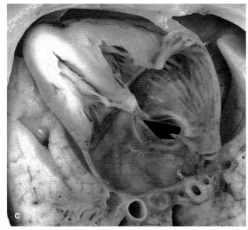

图 1.13 采用二维成像（a）和三维"厚层切片"渲染技术（b）显示的四腔心切面。在这 2 幅图像中，图 b 更接近模拟胎儿胸腔四腔心切面的解剖标本（c）

（译者：陈娇）

参考文献

1. Hoffman JI (1995) Incidence of congenital heart disease: I. Postnatal incidence. Pediatr Cardiol 16:103-113

2. Hoffman J, Kaplan S (2002) The incidence of congenital heart disease. J Am Coll Cardiol 39:1890-1900

3. Kochanek KD, Smith BL (2004) Deaths: preliminary data for 2002. Natl Vital Stat Rep 52:1-47

4. Chinn A, Fitzsimmons J, Shepard TH (1989) Congenital heart disease among spontaneous abortuses and stillborn fetuses: prevalence and associations. Teratology 40:475-482

5. Hoffman JI (1995) Incidence of congenital heart disease: II. Prenatal incidence. Pediatr Cardiol 16:155-165

6. Bonnet D, Coltri A, Butera G et al (1999) Detection of transposition of great arteries in fetuses reduces neonatal morbidity and mortality. Circulation 99:916-918

7. Tworetzky W, McElhinney DB, Reddy MV et al (2001) Improved surgical outcome after fetal diagnosis of hypoplastic left heart syndrome. Circulation 103:1269-1273

8. Franklin O, Burch M, Manning N et al (2002) Prenatal diagnosis of coarctation of the aorta improves survival and reduces morbidity. Heart 87:67-69

9. Tegnander E, Eik-Nes SH, Johansen OJ et al (1995) Prenatal detection of heart defects at the routine fetal examination at 18 weeks in a non-selected population. Ultrasound Obstet Gynecol 5:373-380

10. Buskens E, Grobbee DE, Frohn-Mulder JM et al (1996) Efficacy of routine fetal ultrasound screening for congenital heart disease in normal pregnancy. Circulation 94:67-72

11. Todros T, Faggiano F, Chiappa E et al (1997) Accuracy of routine ultrasonography in screening heart disease prenatally. Gruppo Piemontese for prenatal screening of congenital heart disease. Prenatal Diagn 17:901-906

12. Achiron R, Glaser J, Gelernter et al (1992) Extended foetal echocardiographic examination for detecting cardiac malformations in low risk pregnancies. Br Med J 304:671-674

13. Bromley B, Estroff JA, Sanders SP et al (1992) Fetal echocardiography: accuracy and limitations in a population at high and low risk for heart defects. Am J Obstet Gynecol 166:1473-1481

14. Kirk JS, Riggs TW, Comstock CH et al (1994) Prenatal screening for cardiac anomalies: the value of routine addition of the aortic root to the four chamber view. Obstet Gynecol 84:427-431

15. Wyllie J, Wren C, Hunter S (1994) Screening for fetal cardiac malformations. Br Heart J 71(Suppl):20-27

16. Stumpflen I, Stumpflen A, Wimmer M et al (1996) Effect of detailed fetal echocardiography as part of routine prenatal ultrasonographic screening on detection of congenital heart disease. Lancet 348:854-857

17. Carvalho JS, Mavrides E, Shinebourne EA et al (2003) Improving the effectiveness of routine of routine prenatal screening for major congenital heart defects. Heart 88:387-391

18. Chaoui R (2003) The four-chamber view: four reasons why it seems to fail in screening for cardiac abnormalities and suggestions to improve detection rate. Ultrasound Obstet Gynecol 22:3-10

19. Hunter S, Heads A,Wyllie J et al (2000) Prenatal diagnosis of congenital heart disease in the northern region of England: benefits of a training programme for obstetric ultrasonographers. Heart 84:294-298

20. Sharland GK, Allan LD (1999) Screening for congenital heart disease prenatally. Results of a 2.5 year study in the south-east Thames region. Br J Obstet Gynaecol 99:220-225

21. Silverman NH (1993) Pediatric echocardiography. Williams & Wilkins, Baltimore

22. Maulik D (1995) Principles of Doppler signal processing and hemodynamic analysis. In: Copel JA, Reed KL (eds) Doppler ultrasound in obstetrics and gynecology. Raven Press, New York, pp 1-18

23. Beach KW (1995) Ultrasound physics and ultrasonic imaging. In: Copel JA, Reed KL (eds) Doppler ultrasound in obstetrics and gynecol-

ogy. Raven Press, New York, pp 31-39

24. Dudwiesus H (1995) Principles of physics. In: Sohn C, Holzgreve W (eds) Ultraschall in gynakologie und geburtshilfe. Georg Thieme Verlag, pp 7-61

25. Achiron R, Rotstein Z, Lipitz S et al (1994) Firsttrimester diagnosis of fetal congenital heart disease by transvaginal ultrasonography. Obstet Gynecol 84:69-72

26. Simpson JM, Jones A (2000) Accuracy and limitations of transabdominal fetal echocardiography at 12-15 weeks of gestation in a population at high risk for congenital heart disease. Br J Obstet Gynaecol 107:1492-1497

27. Hyett JA, Perdu M, Sharland GK et al (1997) Increased nuchal translucency at 10-14 weeks of gestation as a marker for major cardiac defects. Ultrasound Obstet Gynecol 10:242-246

28. Hyett JA, Perdu M, Sharland GK, et al (1999) Using fetal nuchal translucency to screen for major congenital cardiac defects at 10-14 weeks of gestation: population based cohort study. BMJ 318:81-85

29. Snijders RJM, Noble P, Sebire N et al 1998 UK multicentre project on assessment of risk of trisomy 21 by maternal age and fetal nuchal-translucency thickness at 10-14 weeks of gestation. Lancet 352:343-346

30. Yagel S, Achiron R, Ron M et al (1995) Transvaginal sonography at early pregnancy cannot replace midtrimester targeted organ ultrasound examination in a high-risk population. Am J Obstet Gynecol 172:971-975

31. Lee W (1998) Performance of the basic fetal cardiac ultrasound examination. AIUM Technical Bulletin. J Ultrasound Med 17:601-607

32. Allan L, Dangel J, Fessolova V et al (2004) Recommendations for the practice of fetal cardiology in Europe Cardiol Young 14:109-114

33. Yoo SJ, Lee YH, Kim ES et al (1997) Three-vessel view of the fetal upper mediastinum: an easy means of detecting abnormalities of the ventricular outflow tracts and great arteries during obstetric screening. Ultrasound Obstet Gynecol 9:173-182

34. Yoo SJ, Young HL, Kyoung SC (1999) Abnormal three-vessel view on sonography: a clue to the diagnosis of congenital heart disease in the fetus. AJR Am J Roentgenol 172:825-830

35. Yagel S, Cohen SM, Achiron A (2001) Examination of the fetal heart by five short-axis views: a proposed screening method for comprehensive cardiac evaluation. Ultrasound Ostet Gynecol 17:367-369

36. Yagel S, Arbel R, Anteby EY et al (2002) The three vessels and trachea view (3VT) in fetal cardiac scanning. Ultrasound Obstet Gynecol 20:340-345

37. Scharf A, Geka F, Steinborn A (2000) 3D real-time imaging of the fetal heart. Fetal Diagn Ther 15:267-274

38. Meyer-Wittkopf M, Cooper S, Vaughan J (2001) Three-dimensional (3D) echocardiographic analysis of congenital heart disease in the fetus: comparison with cross-sectional (2D) fetal echocardiography. Ultrasound Obstet Gynecol 17:485-492

39. Timor-Tritsch IE, Platt LD (2002) Three-dimensional ultrasound experience in obstetrics. Curr Opin Obstet Gynecol 14:569-575

40. Vinals F, Poblete P, Giuliano A (2003). Spatio-temporal image correlation (STIC): a new tool for the prenatal screening of congenital heart defects. Ultrasound Obstet Gynecol 22:388-394

41. DeVore GR, Falkensammer P, Sklansky MS

(2003) Spatiotemporal image correlation (STIC): new technology for evaluation of the fetal heart. Ultrasound Obstet Gynecol 22:380-387

42. DeVore GR, Polanco B, Sklansky MS (2002) The 'spin' technique: a new method for examination of the fetal outflow tracts using three-dimensional ultrasound. Ultrasound Obstet Gynecol 24:72-82

43. Chaoui R, Hoffmann J, Heling KS (2004) Threedimensional (3D) and 4D color Doppler fetal echocardiography using spatio-temporal image correlation (STIC). Ultrasound Obstet Gynecol 23:535-545

44. Yagel S, Valsky DV, Messing B (2005) Detailed assessment of fetal ventricular septal defect with 4D color Doppler ultrasound using spatio-temporal image correlation technology. Ultrasound Obstet Gynecol 25:97-98

45. Goncalves LF, Lee W, Espinoza JR et al (2006) Examination of the fetal heart by four-dimensional (4D) ultrasound with spatio-temporal image correlation (STIC). Ultrasound Obstet Gynecol 27:336-348

第二章

胎儿左右方位及图像定位

一、概述

正常情况下，人体的正中矢状面将身体分为左右两部分。其中，肌肉和骨骼呈对称排列，而其他脏器的分布却具有明显的单侧性，即便是成对的脏器（如肺、支气管、肾）也是如此，非成对脏器则更明显。对绝大多数正常人而言，肝大部分位于中线右侧，胃和脾位于中线左侧，而心脏的2/3位于胸腔左侧，其长轴方向也指向左侧。上述的这种单侧性特征称为"内脏心房正位"，也是最常见的脏器排列形式。

在心脏和其他主要脏器出现位置异常的病例中，先天性心脏病的发生率相对较高。此外，部分心脏位置异常的先天性心脏病患者，手术治疗的预后可能较差。因此，判断心脏的准确位置是超声心动图检查的先决条件。而内脏的准确定位，第一步就需要判断胎儿的左右方位（即确定哪一侧为胎儿左侧，哪一侧为胎儿右侧）。事实上，如果左右方向判断失误，会导致在确定内脏心房位置、心脏位置以及心脏节段分析时出现严重错误。

在心血管领域中，有几种影像学检查方式容易出现身体左右侧相混淆的情况，其中最常见的就是胸部X线检查。由于可以从正反两面观察胶片，读片时难以确定身体的左右侧（图2.1）。

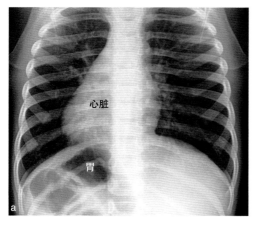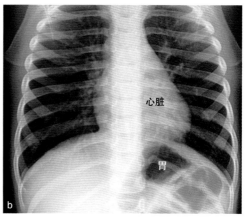

图 2.1　胸部X线片中没有显示身体左右侧的标志。由于可从正反两面观察胶片，无法确定心脏和胃究竟位于身体的哪一侧

同时，由于心脏和胃的位置可能存在变异，无法将其作为确定身体左右侧的标志。如果检查时先在身体的一侧放置铅标（图2.2），就可以明确其左右侧，从而能够准确判定脏器的位置。当然，如果铅标放置错误，也将会导致判断上的失误。

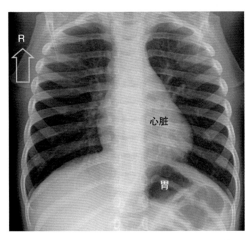

图2.2　胸部X线片中放置了标示患者身体右侧的"R"字铅标（中空黄色箭头），由此可以确定心脏和胃位于身体的左侧

胎儿超声心动图检查也同样存在这种容易左右混淆的情况。事实上，胎儿躯体的横切面图像可以从2种相反的透视面进行观察：即仰视观（从足侧向头侧方向观察该切面）和俯视观（从头侧向足侧方向观察该切面）（图2.3），而透视面由检查者扫查时遵循的检查步骤所决定。只有当检查者确定采用何种透视面进行检查时，才能够根据图像上胎儿脊柱的位置来判断胎儿的左右侧（图2.4，图2.5）。请再次注意，绝不能根据脏器的位置判断左右侧，因为脏器位置可存在变异。

二、方法

胎儿超声检查时可采用多种方法来判断胎儿的左右方位。Cordes等1994年在《美国超声心动图学会杂志》中提出的一种判断胎儿左右侧的方法已经被

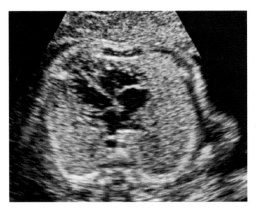
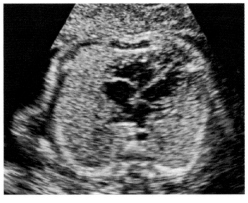

图2.3　胎儿四腔心水平的胸腔横切面图像。从仰视观和俯视观2个不同的透视面可显示同一图像。然而，如果不知道每幅图像的透视面，那么胎儿的左右侧及心脏的位置就无法确定

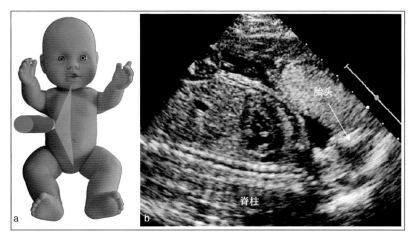

图 2.4　人体模型图演示如何在超声心动图上显示胎儿躯体矢状面（a）。超声心动图显示胎儿躯体长轴切面，图中胎儿头部位于检查的右侧（b）

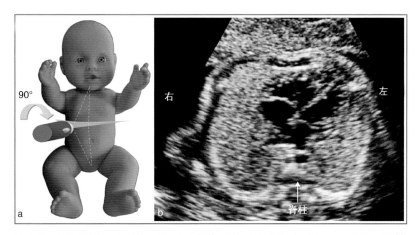

图 2.5　人体模型图演示如何从胎儿躯体矢状面（白色虚线）经探头顺时针旋转 90° 显示其横切面（灰色区域）（a）。矢状面扫查时，将扫查扇区的顶点置于横膈略偏头侧的位置，扫查平面旋转 90° 后则可显示横切面的四腔心切面（b）。此切面属于仰视观，经脊柱位置可推测胎儿的左右侧。由此可知，本例胎儿的心脏位于胸腔左侧

许多产科医师采纳[1]。该方法易于掌握而且操作快捷，即使胎儿处于横位时（此时产科学的判断方法失效）也同样能起作用。我们建议，检查时应首先确定儿的左右侧，然后系统地进行检查并录影，这样即使在脱机浏览图像时也能判断内脏心房位置和心脏位置。

三、步骤

（1）无论胎儿处于什么位置，首先显示其矢状面。

（2）调整探头位置使胎儿头部在屏幕上位于检查者的右侧显示（图2.4）。

（3）探头顺时针旋转90°，显示胎儿躯体的横切面（图2.5a）。

（4）此时显示的横切面图像的透视面即为仰视观（图2.5b）。

在明确胎儿左右侧之前，不要颠倒上述检查顺序，也不要在仪器上转换图像的方位，否则很可能导致胎儿解剖判断上的严重失误。

通过系统地应用这种方法后，检查者将会逐步熟悉胎儿的4个基本体位（图2.6）。

一旦确定了胎儿的左右侧，检查者便可探查脏器的位置，继而明确内脏心房的位置以及心脏的位置和心尖指向，这可以通过胎儿的上腹部横切面和四腔心切面获得。图2.7模拟显示了常见内脏心房位置（内脏心房正位）和心脏位于胸腔左侧（左位心）时这2个切面在胎儿4个基本体位中的图像。

四、图像定位

横切面图像的定位问题是产前超声检查时普遍存在的，但其定位方法尚无国际标准。产科医师通常更倾向于以俯视观识别图像，如果采用这种定位方式，除了需要在第3步将探头的顺时针旋转改为逆时针旋转之外，检查者还可

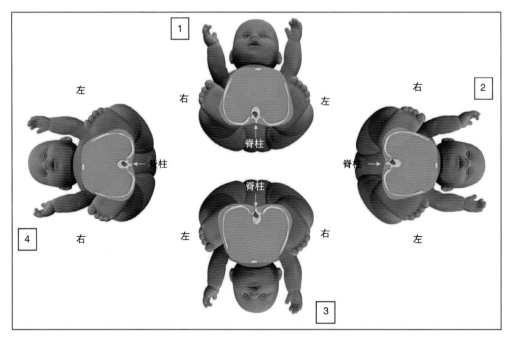

图2.6 用仰视观的胎儿躯体横切面图解胎儿的4个基本体位：仰卧位（1）、左侧卧位（2）、俯卧位（3）以及右侧卧位（4）。以胎儿脊柱为标志，可确定胎儿的左右侧。为便于理解，将仰视观的胎儿模型图叠加在了横切面的示意图上

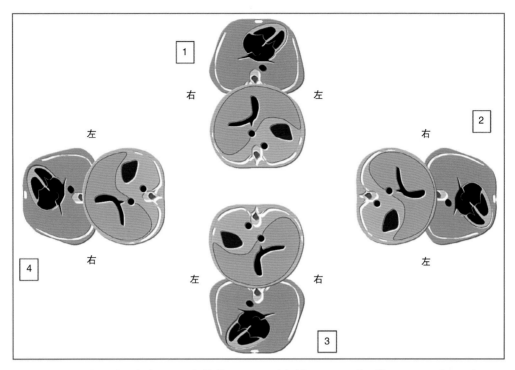

图 2.7　内脏心房正位及左位心胎儿躯体横切面（上腹部横切面和四腔心横切面）。图中显示仰视观的两种横切面图像在胎儿 4 个基本体位上的表现：仰卧位（1）、左侧卧位（2）、俯卧位（3）及右侧卧位（4）

以按照同样的步骤使用 Cordes 等人的方法。

　　而许多心脏病专家更喜欢用解剖方位显示切面图像，这样的图像与心脏在体内的解剖位置一致（图 2.8）。要想取得这样的显示效果，可以根据需要在仪器上对图像的方位进行调节。然而对初学者和非心脏病专业的医师来说，掌握并理解这种方法通常很难。

　　因为仰视观是 MRI 和 CT 成像中横切面图像定位的国际标准，所以本书中的大多数超声心动图图像均采用这种定位方式，并且在每幅图片上加注指针以便读者更好地理解图像的方位。

　　无论选择何种图像定位方法，检查者确定之后便不能随意改变，这样才能在检查过程中判断胎儿的左右侧，从而能在胎儿躯体纵轴任意水平的横切面中都可以判定心脏和心外结构的位置异常。

　　根据我们的经验，在整个胎儿躯体横切面的序列扫查中采用同一种定位方法，检查者更容易在脑海中模拟出胎儿的三维解剖结构。

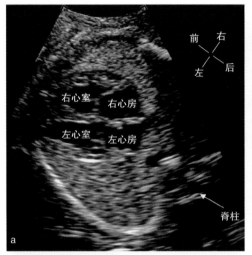

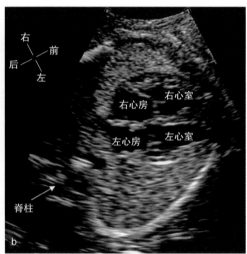

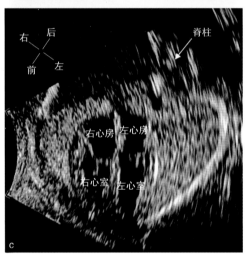

图 2.8 孕 25 周内脏心房正位、左位心的正常胎儿的四腔心切面。同一切面在俯视观（a）、仰视观（b）和解剖方位（c）显示。图 c 为通过仪器调节将左侧心腔显示于屏幕右侧，这在儿科超声心动图检查中很常见

（译者：陈娇，李益萍）

参考文献

1. Cordes TM, O'Leary PW, Seward JB, Hagler DJ（1994）Distinguishing right from left: a standardized technique for fetal echocardiography J Am Soc Echo 7:47-53

第三章

内脏心房位置

一、概述

在先天性心脏病的分段诊断法中，首先应根据形态结构确定心房的位置[1, 2]。心耳是心房结构中最稳定的部分，其形状以及与心房连接处的形态总是表现出形态学上的左右差异。形态学左心耳呈管状的牛角形，与心房连接处较窄。心房前庭面较为光滑，仅心耳内分布有梳状肌。形态学右心耳呈三角形，与心房连接处较宽，心耳与心房内均分布有梳状肌，自房室交界处延伸至心脏的十字交叉部[3]（图3.1）。

虽然二维超声心动图可以识别心耳的形态，但事实上，由于胎儿心耳过小并且标准切面无法显示其位置，超声识别的效果并不可靠[4]。Berg等推荐了一种在四腔心切面评估心耳形态学的方法，可在大部分患者中区分左右心房的异构[5]。胎儿超声心动图检查时，通过胎儿上腹部横切面能够更容易地识别心房位置。实际上，心房位置与膈肌水平降主动脉和大静脉的位置关系十分密切[6-8]。内脏心房位置共有4种可能的类型：正位、反位、左侧异构和右侧异构。

二、内脏心房正位

内脏心房正位是大多数人胸腔和腹腔脏器的排列方式。人体脏器位置以及心脏内的心耳位置均具有单侧性。右肺为3个肺叶，支气管较短，位于动脉上方；左肺为2个肺叶，支气管较长，位于动脉下方。胃、脾和降主动脉位于身体中线左侧，肝大部分以及下腔静脉位于身体中线右侧（图3.2a）。左侧心房为形态学左心房，右侧心房为形态学右心房（图3.2b，图3.3）。内脏心房正位，心脏位于左侧，心尖也指向左侧

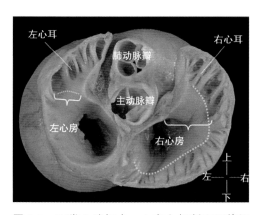

图 3.1 正常心脏标本，心房上部断面图俯视观显示心房"底部"及其心耳。由图可见左右心耳与心房连接处（白色括号）的宽窄差异以及心房内梳状肌（黄色虚线）的分布差异

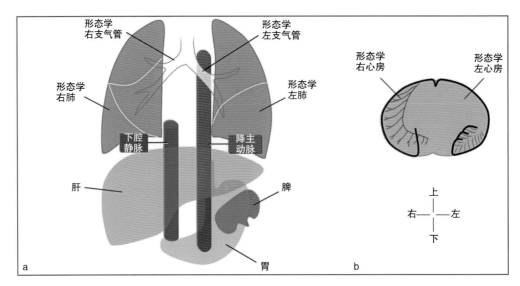

图 3.2 内脏心房正位时身体主要脏器（a）与心耳（b）的位置

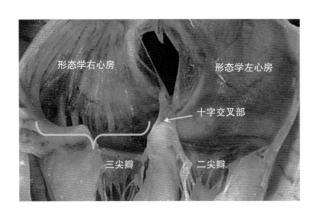

图 3.3 内脏心房正位时胎儿的心脏标本显示左、右心房的内面。形态学左心房前庭面光滑，而形态学右心房在三尖瓣入口周围分布有大量的梳状肌（黄色括号）并一直延伸至心脏十字交叉部

时，先天性心脏病的发病率与普通人群的发病率相似。

在上腹部横切面中，降主动脉位于身体中线偏左侧并靠近脊柱，而下腔静脉位置相对靠前，位于身体中线偏右侧。胃位于身体中线左侧，肝大部分位于身体中线右侧，而门静脉窦也向身体中线右侧弯曲（图3.4）。

三、镜像排列（内脏心房反位）

内脏心房反位时，人体脏器的排列方式与正位时呈镜像对称。尽管常称之为"内脏心房反位"，但此术语并不能准确表达这种排列方式，它其实是指体内脏器沿身体垂直轴的镜像反转，而并非水平反转。镜像排列非常罕见，人

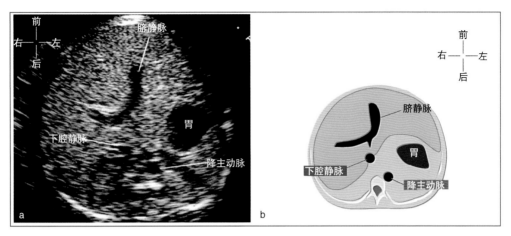

图 3.4　内脏心房正位时胎儿的上腹部超声横切面（a）及其示意图（b）

群中发病率约为 0.01%。内脏心房反位时，体内所有脏器均呈镜像排列。形态学右肺、下腔静脉以及肝大部分均位于身体中线左侧，而形态学左肺、胃、脾以及降主动脉则位于身体中线右侧（图3.5a）。同样，在心脏，形态学右心房位于身体中线左侧，而形态学左心房则位于身体中线右侧（图 3.5b）。肠道也常呈镜像反转。在心房镜像排列人群中，当心脏位于右侧，心轴向也朝向右侧时，先天性心脏病的发生率仅略高于普通人群的发病率，为 0.3%~5%[9]。

但是在一组较大范围的胎儿研究中，19 例内脏心房反位的胎儿中有 12

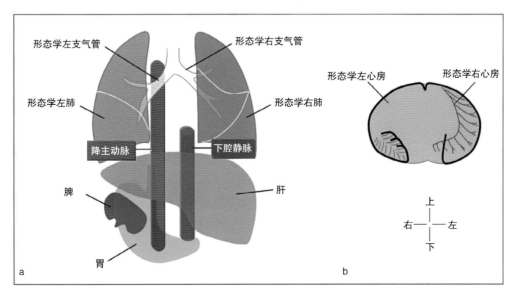

图 3.5　内脏心房反位时人体主要脏器（a）与心耳（b）的位置

例伴有心脏结构异常[10]。这可能与纳入病例均在三级医疗中心进行超声心动图诊断的胎儿组成有关。还有1例特纳（Turner）综合征胎儿合并内脏心房反位的报道[11]。20%的内脏心房反位患者可合并卡塔格内（Kartagener）综合征，这是一种常染色体隐性遗传性疾病，特征为原发性纤毛运动障碍，可导致出生后反复的窦道与肺部感染以及生育力降低。频发的肺部感染常造成支气管扩张，主要累及下肺[12]。

在上腹部横切面中，降主动脉位于身体中线偏右侧并靠近脊柱，而下腔静脉相对靠前，位于身体中线偏左侧。胃位于身体中线右侧，肝大部分位于身体中线左侧，门静脉窦也向身体中线左侧弯曲（图3.6）。若开始对胎儿进行超声检查时未能正确判断胎儿左右侧，则容易将这种排列方式与内脏心房正位混淆。

四、左侧异构（多脾症）

内脏心房异位一般是指不同于正位和反位的内脏心房异常排列方式，可分为2种类型：左侧异构和右侧异构。异构是指通常不对称的器官却对称发育，表现为内脏心房异位综合征，包括累及心脏、血管以及内脏在内的多种畸形[12-18]。

左侧异构时，身体两侧脏器均呈左侧的形态，同时一些正常位于右侧的结构缺失。因此，通常双侧肺脏均为两叶，支气管较长且位于动脉下方（图3.7a）。左侧异构时常存在多个脾，称为"多脾"综合征，但这并非见于所有病例。肝的位置居中，两叶对称。约90%的病例存在下腔静脉离断，膈以下的静脉血经奇静脉和（或）半奇静脉于胸腔汇入上腔静脉回流至心脏（图3.8）。胎儿超声心动图可显示扩张的奇静脉位于脊柱旁，并总在降主动脉后方[19]。胃和降主动脉的位置多变，且与其他脏器的位置关系

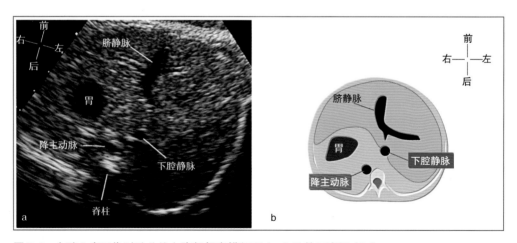

图3.6　内脏心房反位时胎儿的上腹部超声横切面（a）及其示意图（b）

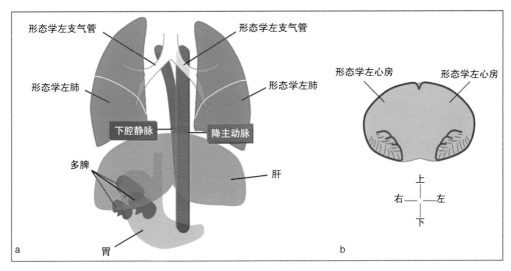

图 3.7　左侧异构时人体主要脏器（a）与心耳（b）的位置

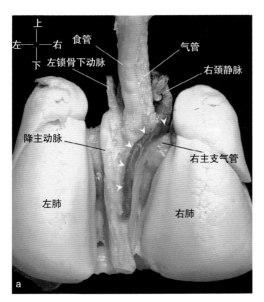
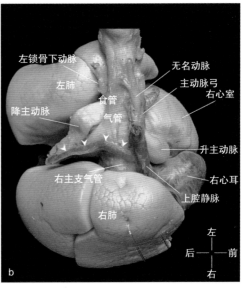

图 3.8　正常心肺组织的大体标本从后侧观（a）和右上侧观（b）显示正常的奇静脉（白色短箭头）。奇静脉从后侧向中间走行至降主动脉，然后呈弓形向前于右主支气管上方汇入与右房连接之前的上腔静脉

并不固定，可同时位于左侧或右侧，也可分列两侧。尽管肠管在腹腔内的确切位置存在个体差异，但几乎都存在肠旋转不良。在心脏，双侧心耳皆为形态学左心耳，呈窄小的管状结构，心房下部光滑（图 3.7b，图 3.9）。大多数病例还可发生其他心脏畸形，最常见的心脏畸形如下。

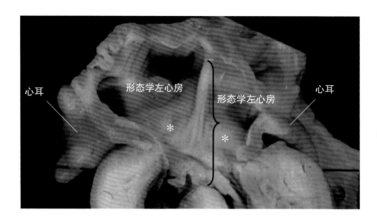

图 3.9 左侧异构胎儿的心脏标本显示双心房的内面。双侧心耳均呈牛角状，与心房连接处较窄。由于双侧心房均呈形态学左心房的特征，两者的前庭面（白色星号）光滑。图中还显示房室间隔缺损（黑色括号）以及扩大的心房和相对较小的心室。因此，心脏的十字交叉结构消失

- 心脏位置异常。

- 双上腔静脉。

- 肺静脉异位引流，通常为双侧引流。

- 房室间隔缺损，室间隔大部分缺失或完全缺失更为常见。

- 心室–大动脉连接一致。

- 体循环流出道梗阻。

- 完全性心脏传导阻滞，常伴有心脏增大和心室肥厚[19]。

通常左侧异构很少合并严重的心脏畸形，因此预后较好。然而，在产前诊断时发现的左侧异构病例中，严重心脏畸形的发生率却较高[20]。

多脾症可合并胆道闭锁。实际上，10% 的胆道闭锁也合并多脾症[21, 22]。肠旋转不良的表现多样，包括无旋转、反向旋转和附着于腹膜位置异常等，还可出现十二指肠闭锁或狭窄。

在上腹部横切面中，几乎均有下腔静脉的连续性中断，伴奇静脉或半奇静脉延续。在这些病例中，静脉位于脊柱旁，与降主动脉同侧并在其后方。由于肝左右两叶对称，门静脉窦的分支常显示不清（图 3.10）。

五、右侧异构（无脾症）

右侧异构的特征为双侧均呈"右位型"。因此，双肺通常均为三叶，支气管较短且位于动脉上方。降主动脉与下腔静脉可位于右侧或左侧，但多数位于同侧，并且下腔静脉位于降主动脉前方。与左侧异构相同，右侧异构时，胃可随机出现在左侧或右侧，部分病例也可位于中间，并呈管状。胃和心脏亦可位于同侧或两侧（80% 的病例源自 Guy 医院的系列报道）[23, 24]。同时可伴有肠旋转不良，肝位于中央，两叶对称。正常情况下脾位于左侧，所以右侧异构时常出现脾缺如（无脾症），但并非所有病例皆是如此（图 3.11a）。对心脏而言，双侧心耳均呈形态学右心耳特征。双心房内表面均可见粗大的梳状肌从心耳顶端延续至整个房室交界处（图 3.11b）。

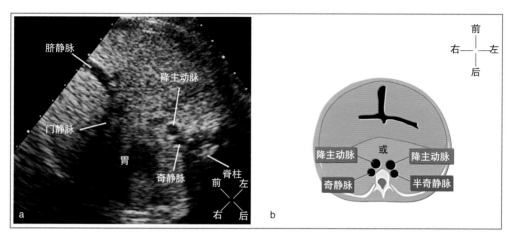

图 3.10   孕 34 周左侧异构胎儿的门静脉窦超声横切面（a）及其示意图（b）。二维图像显示奇静脉位于降主动脉后方、中线偏右侧并靠近脊柱。胃同样位于右侧。由于奇静脉（或半奇静脉）与降主动脉位置并不固定，示意图（b）中将其标示于中线两侧。因为胃的位置多变，且与其他脏器的位置关系并不恒定，所以示意图中未标示其位置

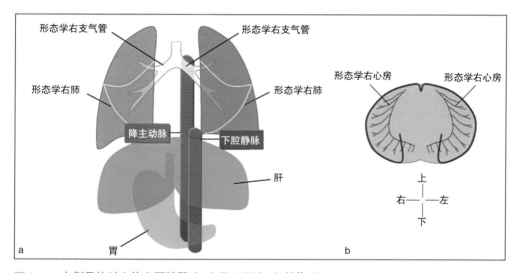

图 3.11   右侧异构时人体主要脏器（a）及心耳（b）的位置

右侧异构合并的心脏畸形具有一定规律性[25]。根据右侧异构的定义，肺静脉总会存在异位引流，因为没有与其相连的形态学左心房。肺静脉通常在心房后方汇合形成共干，然后经下行静脉异位引流至膈下或者经上行静脉引流至上腔静脉。极少数情况下，肺静脉直接引流入心房或者冠状窦。其他常见的心脏畸形如下。

- 心脏位置异常。
- 双上腔静脉。
- 完全性肺静脉异位引流。

- 房室间隔缺损，通常不均衡。
- 右心室双出口或房室连接不一致。
- 肺循环流出道梗阻。
- 心室 – 大动脉连接不一致。

在上腹部横切面中，降主动脉与下腔静脉同在左侧或右侧，下腔静脉位于降主动脉前外侧。这 2 支血管均可位于中线的左侧或右侧。由于肝两叶对称，门静脉窦分辨不清，通常呈"T"形分支（图 3.12）。当胃位于左侧，同时膈肌水平横切面无法显示这 2 支大血管时，右侧异构与内脏心房正位难以区分。

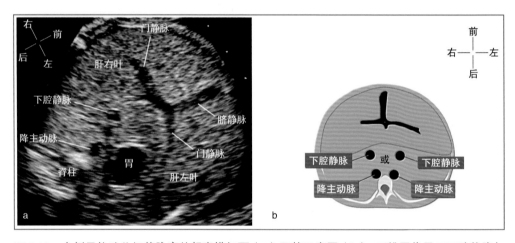

图 3.12　右侧异构胎儿门静脉窦的超声横切面（a）及其示意图（b）。二维图像显示下腔静脉与降主动脉同在右侧，其中下腔静脉位于降主动脉前外侧。胃呈管状，位于中线偏左侧。肝两叶对称，门静脉窦呈"T"形分支。经验不足的检查者可能会将此图像误认为内脏心房正位。由于下腔静脉和降主动脉的位置多变，示意图上将其标示于中线两侧。由于胃的位置多变，且与其他脏器的位置关系并不恒定，示意图中未标示其位置

（译者：白文娟）

参考文献

1. Shinebourne EA, Macartney FJ, Anderson RH (1976) Sequential chamber localization – logical approach to diagnosis in congenital heart disease. Br Heart J 38:327-340

2. Anderson RH, Becker AE, Freedom RM et al (1984) Sequential segmental analysis of congenital heart disease. Pediatr Cardiol 5:281-288

3. Ho SY, Baker EJ, Rigby ML et al (1995) The normal heart. In Congenital heart disease. Mosby-Wolfe, London, pp 7-24

4. Chaoui R (2003) Cardiac malpositions and syndromes with right or left atrial isomerism. In: Gembruch U (ed) Fetal cardiology. Martin Dunitz, London, pp 173-182

5. Berg C, Geipel A, Kohl T et al (2005) Fetal echocardiographic evaluation of atrial morphology and the prediction of laterality in cases of heterotaxy syndromes Ultrasound Obstet Gynecol 26:538-545

6. Allan LD, Crawford DC, Anderson RH et al (1984) Echocardiographic and anatomical correlations in fetal congenital heart disease. Br Heart J 52:542-548

7. Silverman NH, Schmidt KG (1994) Ultrasound evaluation of the fetal heart. In Callen PW (ed) Ultrasonography in obstetrics and gynecology. WB Saunders, Philadelphia, pp 291-332

8. Bronshtein M, Gover A, Zimmer EZ (2002) Sonographic definition of the fetal situs. Obstet Gynecol 99:1129-1130

9. De Vore GR, Sarti DA, Siassi B et al (1986) Prenatal diagnosis of cardiovascular malformations in the fetus with situs inversus viscerum during the second trimester of pregnancy. J Clin Ultrasound 14:454-457

10. Bernasconi A, Azancot A, Simpson JM et al (2005) Fetal dextrocardia: diagnosis and outcome in two tertiary centres. Heart 91:1590-1594

11. Ortiga DJ, Chiba Y, Kanai H et al (2001) Antenatal diagnosis of mirror-image dextrocardia in association with situs inversus and Turner's mosaicism. J Matern Fetal Med 10:357-359

12. Holzmann D, Ott PM, Felix H (2000) Diagnostic approach to primary ciliary dyskinesia: a review. Eur J Pediatr 159(1-2):95-9828 Echocardiographic Anatomy in the Fetus

13. Sapire DW, Ho SY, Anderson RH et al (1986) Diagnosis and significance of atrial isomerism. Am J Cardiol 58:342-346

14. Ho SY, Cook A, Anderson RH et al (1991) Isomerism of the atrial appendages in the fetus. Pediatr Pathol 11:589-608

15. Allan LD, Sharland G, Cook A (1994) Atrial isomerism. In: Color atlas of fetal cardiology. Mosby- Wolfe, London, pp 33-42

16. Uemura H, Ho SY, Devine WA et al (1995) Atrial appendages and venoatrial connections in hearts from patients with visceral heterotaxy. Ann Thorac Surg 60:561-569

17. Anderson RH, Becker AE (1997) Isomerism of the atrial appendages. In: Controversies in the description of congenitally malformed hearts. Imerial College Press, London, pp 67-112

18. Berg C, Geipel A, Smrcek J et al (2003) Prenatal diagnosis of cardiosplenic syndromes: a 10-year experience. Ultrasound Obstet Gynecol 22:451-459

19. Sheley RC, Nyberg DA, Kapur R (1995) Azygous continuation of the interrupted inferior vena cava: a clue to prenatal diagnosis of the cardiosplenic syndromes. J Ultrasound Med 14:381-387

20. Schmidt KG, Ulmer HE, Silverman NH et al (1991) Perinatal outcome of fetal complete atrioventricular block: a multicenter experience. J Am Coll Cardiol 17:1360-1366

21. Phoon CK, Villegas MD, Ursell PC et al (1996) Left atrial isomerism detected in fetal life. Am J Cardiol 77:1083-1088

22. Davenport M, Howard ER (1992) Biliary atresia and the polysplenia syndrome. J Pediatr Surg 27(4):539-540

23. Chandra RS (1974) Biliary atresia and other structural anomalies in congenital polysplenia syndrome. J Pediatr 85:649-655

24. Sharland G, Cook A (2000) Heterotaxy syndromes/ isomerism of the atrial appendages. In: Textbook of fetal cardiology. Greenwich Medical Media, London, pp 335-346

25. Berg C, Geipel A, Kamil D et al (2006) The syndrome of right isomerism – prenatal diagnosis

第四章

心脏位置和轴向

一、概述

大多数人的心脏有 2/3 位于胸腔左侧，但少数人的心脏可能会出现在其他位置。心脏位置的完整描述应包括心脏自身位置以及心轴方向，胎儿超声心动图的四腔心切面可确定这两点。在此切面上，经胸腔中央的矢状面和冠状面将其划分为 4 个象限。正常情况下，左心室、大部分右心室及左心房前部位于左前象限；部分右心室和绝大部分右心房位于右前象限；左心房后部位于后象限[1]（图 4.1）。

心轴是指心脏的长轴。沿室间隔指向心尖的直线与胸腔正中矢状面的夹角表示心轴方向（图 4.2）。正常情况下，心轴方向约偏左 45°[2]。当一侧心室扩大而另一侧心室发育不良时，由于室间隔常难以辨认，可以用扩大心室的长轴代表心轴。

心脏可位于胸腔左侧（左位心）、中央（中位心）或右侧（右位心），而

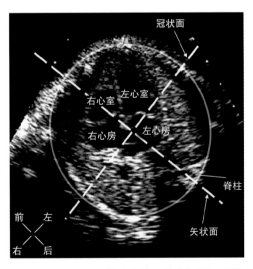

图 4.1 孕 21 周正常胎儿的四腔心切面。经胸腔中央的矢状面及冠状面（白色虚线）划分出 4 个象限

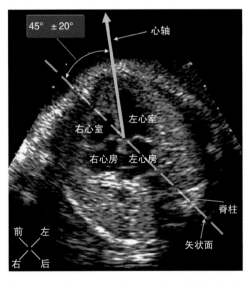

图 4.2 正常胎儿的四腔心切面。沿室间隔指向心尖的黄色箭头表示心轴，心轴与正中矢状面（白色虚线）夹角的正常范围如图所示

位于胸腔之外（异位心）比较罕见。心轴方向与心脏位置无关，因此对于不同位置的心脏，应单独描述其心轴方向（图4.3）。虽然很多畸形可导致心脏位置和轴向同时出现异常，但两者也可单独发生。

心脏位置异常时容易合并结构异常，但心脏位置异常本身并不是一种疾病，其心内结构可完全正常。比如，内脏心房反位时的右位心，其心内结构可完全正常。因此，评估心脏位置及轴向必须综合考虑多方面因素，包括内脏心房位置、心脏结构的节段分析以及胸腔内其他脏器可能存在的异常。

如前文所述，心脏位置和轴向可通过四腔心切面进行评估，而内脏心房位置可通过上腹部横切面确定（请参照第三、五、六章）。

情况下应位于胸腔左侧，心尖也应指向左侧。然而，即便如此，仍可能出现异常。肺动脉瓣狭窄（图4.4）或三尖瓣下移畸形时，扩张的右心房导致心轴过度左旋。圆锥动脉干畸形虽然也可发生心轴左旋，但其房室大小通常正常（图4.5），心轴偏移可能是由于胚胎发育过程中过度旋转所致[3,4]。但圆锥动脉干畸形的心轴异常表现多变，常规产前超声检查容易忽略，只有对心室 - 大动脉连接进行探查才能检查出此类畸形。

左位心还可出现过于偏左的情况，比如左肺发育不良导致的心脏朝向患侧胸腔移位[5]（图4.6）。

内脏心房反位时，心脏正常应位于胸腔右侧，若此时心脏位于胸腔左侧，则很可能合并先天性心脏病。

二、心脏位于胸腔左侧（左位心）

通常，内脏心房正位时，心脏正常

三、心脏位于胸腔中央（中位心）

中位心是婴儿尸检中最少见的心

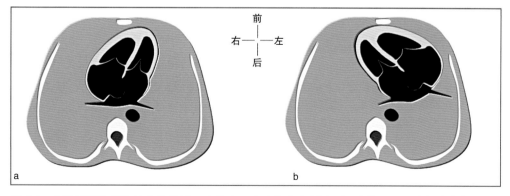

图4.3　心脏不同位置和轴向的描述。中位心，心尖指向左侧（a）；左位心，心尖指向右侧（b）

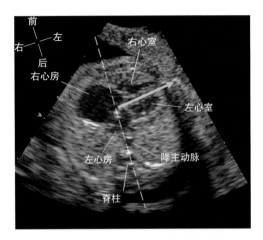

图 4.4　孕 24 周内脏心房正位的重度肺动脉瓣狭窄胎儿的四腔心切面。心脏大部分位于胸腔左侧，其心轴（黄色箭头）也指向左侧，但心轴明显左旋，与正中矢状面（白色虚线）夹角约呈 85°

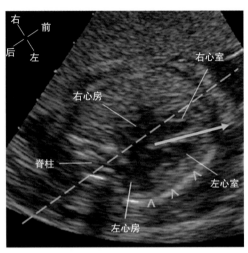

图 4.6　孕 23 周左肺发育不良胎儿的四腔心切面。心轴（黄色箭头）正常指向左侧，与正中矢状面（白色虚线）约呈 30°，但心脏位置异常向左移位，靠近胸腔边缘，左心房和左心室几乎与胸壁（白色开放箭头）紧贴。内脏心房正位

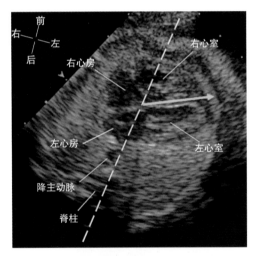

图 4.5　孕 27 周内脏心房正位的法洛四联症胎儿的四腔心切面。心脏大部分位于胸腔左侧，心轴（黄色箭头）轻度左旋，与正中矢状面（白色虚线）约呈 70°

脏位置异常[6, 7]。心脏位于胸腔中央时，心内结构正常最为常见，然后依次为矫正型大动脉转位（图 4.7）、完全型大动脉转位及右心室双出口。根据我们的经验，三尖瓣闭锁时，心脏常常位于胸腔中央，而心尖也指向中线（图 4.8）。

　　肺脏畸形可合并任何类型的心脏位置异常[8, 9]。中位心常见于累及双肺的先天性肺气道畸形（congenital pulmonary airway malformation，CPAM）（译者注：肺囊腺瘤已归入先天性肺气道畸形），此时由于双侧肺脏过度膨胀，心脏被挤压于胸腔中央。肺脏过度

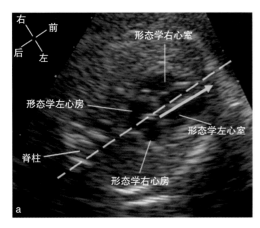

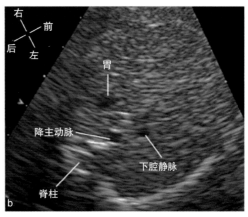

图 4.7　孕 22 周中位心胎儿的四腔心切面（a）和上腹部横切面（b）。心轴（黄色箭头）几乎与正中矢状面（白色虚线）平行。内脏心房反位合并房室连接不一致及心室 – 大动脉连接不一致时可出现这种表现（a）。胃及大血管反位。我们研究了 14 例房室连接不一致的胎儿，其中 2 例合并内脏心房反位。这种情况下很难在产前准确诊断心脏结构的连接关系，误诊率很高，容易造成医生对患者进行错误的医疗指导

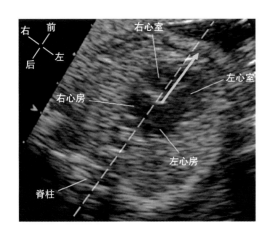

图 4.8　孕 25 周内脏心房正位的三尖瓣闭锁胎儿的四腔心切面。心脏位于胸腔中央，心轴（黄色箭头）平行于正中矢状面（白色虚线）

膨胀还可见于喉狭窄，如 Fraser 综合征［又称 "隐眼并指（趾）综合征"］（图 4.9）。

四、心脏位于胸腔右侧（右位心）

右位心有多种类型，合并心内畸形的概率因心脏位置不同而存在差异。有

两项研究表明，右位心合并心内及心外结构畸形的发生率较高[10, 11]。更罕见的是，有学者发现右位心与染色体核型异常有关[12, 13]。

很多作者用 "右移心" 和 "右旋心" 表示内脏心房正位但心脏位于胸腔右侧的两种类型，而用 "左移心" 和 "左旋心" 表示内脏心房反位但心脏位于胸腔

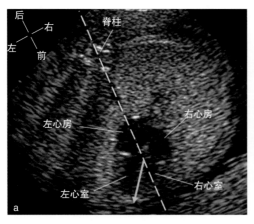
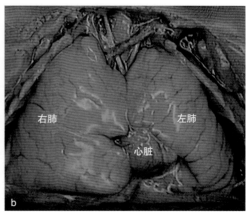

图 4.9 孕 22 周 Fraser 综合征胎儿的四腔心切面（a）及引产后胎儿胸腔解剖标本（b）。由于喉狭窄造成肺脏过度膨胀，挤压心脏，引起腔静脉血流回流受阻，从而导致中心静脉压升高和大量腹水。超声心动图显示心脏位于胸腔中央，受两侧膨胀肺组织挤压而变小。心轴（黄色箭头）指向中线（白色虚线）左侧，内脏心房正位

左侧的两种类型。

右移心是指心脏移向胸腔右侧，而心尖一般正常指向左侧。心脏的这种位置异常通常是由于心外畸形导致的，比如胸腔的各种占位性病变，包括膈疝（图 4.10）、CPAM、肺脏肿瘤或纵隔肿

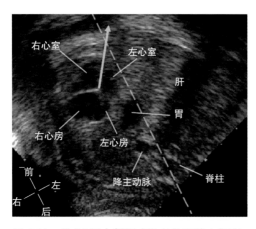

图 4.10 孕 33 周左侧膈疝胎儿的四腔心切面。心脏位于胸腔右侧，而心尖指向中线（白色虚线）左侧（黄色箭头）。心脏后方可见部分疝出的胃组织。左心房及左心室发育不良

瘤等。右移心也可合并先天性心脏病，检查时要注意排除。左侧膈疝是典型的导致右移心的心外畸形，近 20% 的膈疝可合并各类先天性心脏病[14]，而合并先天性心脏病也往往提示胎儿预后不良[15]。在大多数左侧膈疝的病例中，心脏（特别是左心腔）通常比正常小，但很少出现左心发育不良。

右旋心是指心脏沿纵轴方向水平转向胸腔右侧，心尖也指向右侧（与内脏心房正位时的心尖指向相反）。右旋心的心内结构极少正常，绝大部分都合并先天性心脏病（图 4.11），其中最常见的是房室连接不一致[16, 17]（图 4.12）。

示意图 4.13 展示了 3 种常见的右位心。

过去曾使用过多种术语用于简单描述各种类型的右位心，例如，右移心、右旋心、反转右位心（镜像右位心）、孤立

性右位心和继发性右位心等。然而，这些词汇无法涵盖右位心的所有类型，而且概念上模棱两可。图4.11和图4.12中的2个病例都可被称为"右旋心"，却无法表明两者在形态和生理上的重要区别。

因此，我们认同Robert Anderson教授的看法[18]，不再使用这些词汇，

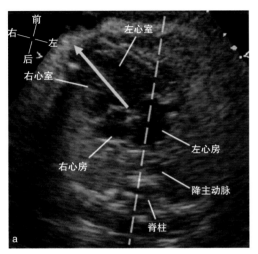
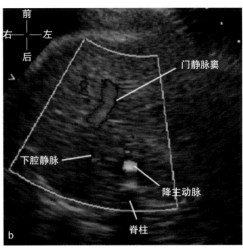

图4.11　孕26周胎儿的四腔心切面（a）和上腹部横切面（b）。内脏心房正位，心脏位于胸腔右侧，心轴（黄色箭头）指向中线（白色虚线）的右侧。心脏节段分析显示心内结构完全正常，未合并心外畸形

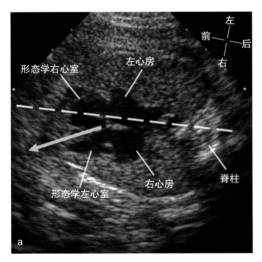
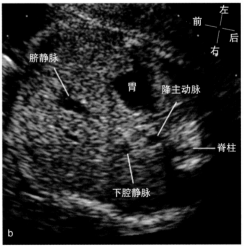

图4.12　孕32周胎儿的四腔心切面（a）和上腹部横切面（b）。心脏大部分位于胸腔右侧，心轴（黄色箭头）指向中线（白色虚线）的右侧。内脏心房正位，房室连接不一致，即心房与相反的解剖学心室相连接。该患儿还合并心室 – 大动脉连接不一致、室间隔缺损、肺动脉瓣狭窄

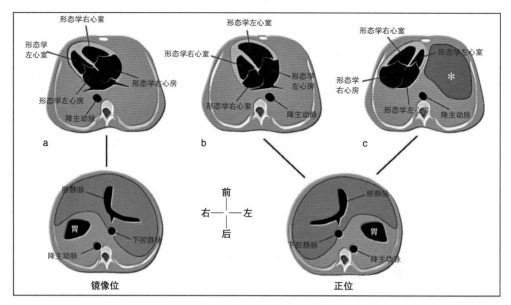

图 4.13　3 种不同类型右位心的上腹部横切面和四腔心切面的示意图。右位心伴内脏心房反位，心尖指向右侧，又称"镜面右位心"，形态学右心室紧邻胸骨后方（a）；右位心伴内脏心房正位，心尖也指向右侧，又称"右旋心"，形态学左心室紧邻胸骨后方，左心房延长并向右弯曲与前方的左心室相连（b）；右位心伴内脏心房正位，但心轴指向左侧（c），又称"右移心"，常继发于胸腔占位性病变（白色星号）

而是对异常心脏采用节段分析法进行描述。

五、心耳异构与心脏位置

　　近 60% 的心耳异构可合并心脏位置异常，在 1/3 的此类病例中，心脏位于胸腔右侧。约 80% 的右侧异构及 50% 的左侧异构，其心脏与胃不在同侧。常规产科超声检查很容易发现这些畸形，此时需警惕内脏心房反位的可能[19]（图 4.14，图 4.15）。

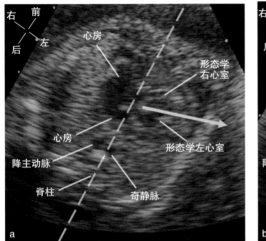
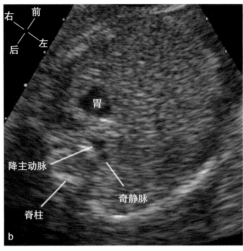

图 4.14 孕 21 周左侧异构胎儿的四腔心切面（a）和上腹部横切面（b）。心脏与胃不在同侧，心脏大部分位于胸腔左侧，而心轴（黄色箭头）明显左旋，与正中矢状面（白色虚线）约呈 80°。该患儿还合并下腔静脉离断伴奇静脉延续、单心房和房室间隔缺损

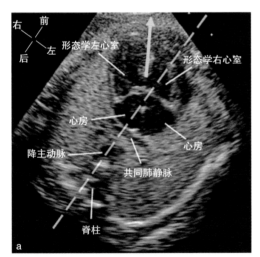
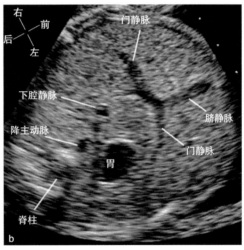

图 4.15 孕 27 周右侧异构胎儿的四腔心切面（a）和上腹部横切面（b）。心脏与胃不在同侧。心脏位于胸腔右侧，心轴（黄色箭头）与正中矢状面（白色虚线）呈 30°~40°

（译者：余莉，郭楠）

Movie 动态图 4-1　正常胎儿的四腔心切面：心脏位于左侧胸腔，心尖指向左侧。黄色箭头表示正中矢状面，橙色箭头表示心轴角度。LA，左心房；LV，左心室；RA，右心房；RV，右心室

Movie 动态图 4-2　心脏位于胸腔左侧：孕 24 周右侧膈疝胎儿四腔心切面显示腹腔肠管等内容物（MASS）疝入右侧胸腔，导致心脏向左侧移位。LA，左心房；LV，左心室；RA，右心房；RV，右心室；SP，脊柱；LL，左肺；L，左；R，右

Movie 动态图 4-3　心脏位于胸腔左侧：孕 34 周三尖瓣下移畸形胎儿四腔心切面显示心脏位于左侧胸腔，心尖指向左侧，但增大的右心房导致心轴过度左旋，心轴增大。LA，左心房；LV，左心室；RA，右心房；RV，右心室；SP，脊柱；L，左；R，右

Movie 动态图 4-4　心脏位于胸腔左侧：孕 24 周右心室双出口胎儿的四腔心切面显示大小正常，但心轴左偏。LA，左心房；LV，左心室；RA，右心房；RV，右心室；SP，脊柱；L，左；R，右

Movie 动态图 4-5　心脏位于胸腔中央：孕 24 周高位气道梗阻胎儿的四腔心切面显示心胸面积比减小，心脏位于胸腔中央，心内结构正常。LA，左心房；LV，左心室；RA，右心房；RV，右心室；LIPV，左下肺静脉；RIPV，右下肺静脉

Movie 动态图 4-6　心脏位于胸腔右侧：孕 25 周左侧膈疝胎儿四腔心切面显示胃泡等腹腔内容物疝入左侧胸腔，推挤心脏，导致心脏向右侧移位，位于右侧胸腔，心尖正常指向左侧。LA，左心房；LV，左心室；RA，右心房；RV，右心室；ST，胃；SP，脊柱；L，左；R，右

Movie 动态图 4-7　心脏位于胸腔右侧：孕 24 周 3 型左肺先天性肺气道畸形胎儿的四腔心切面显示左侧胸腔内肿块（MASS）推挤心脏，导致心脏向右侧胸腔移位，位于右侧胸腔，心尖正常指向左侧。LA，左心房；LV，左心室；RA，右心房；RV，右心室；L，左；R，右

参考文献

1. Schmidt KG, Silverman NH (1988) Evaluation of the fetal heart by ultrasound. In: Callen PW. Ultrasonography in obstetrics and gynecology. WB Saunders, pp165-206

2. Comstock CH (1987) Normal fetal heart axis and position. Obstet Gynecol 70:255-259

3. Shipp TD, Bromely B, Hornberg LK et al (1995) Levorotation of the fetal cardiac axis: a clue for the presence of congenital heart disease. Obstet Gynecol 85:97-102

4. Smith RS, Comstock CH, Kirk JS et al (1995) Ultrasonographic left cardiac axis deviation: a marker for fetal anomalies. Obstet Gynecol 85:187-191

5. Bromley B, Benacerraf BR (1997) Unilateral lung hypoplasia. Report of three cases. J Ultrasound Med 16:599-601

6. Stanger P, Rudolph AM, Edwards JE (1977) Cardiac malpositions: an overview based on study of sixty-five necropsy specimens. Circulation 56:159-172

7. Lev M, Liberthson RR, Golden JG et al (1971) The pathologic anatomy of mesocardia. Am J Cardiol 28:428-435

8. Rosado-de-Christenson ML, Stocker JT (1991) Congenital cystic adenomatoid malformation. Radio - Graphics 11:865-886

9. Bromley B, Parad R, Estroff JA et al (1995) Fetal lung masses: prenatal course and outcome. J Ultrasound Med 14:927-936

10. Walmsley R, Hishitani T, Sandor GG et al (2004) Diagnosis and outcome of dextrocardia diagnosed in the fetus. Am J Cardiol 94:141-143

11. A Bernasconi, A Azancot, J M Simpson et al (2005) Fetal dextrocardia: diagnosis and outcome in two tertiary centres. Heart 91:1590-1594

12. Ortiga DJ, Chiba Y, Kanai H et al (2001) Antenatal diagnosis of mirror-image dextrocardia in association with situs inversus and Turner's mosaicism. J Matern Fetal Med 10:357-359

13. Pauliks LB, Friedman DM, Flynn PA (2000) Fetal diagnosis of atrioventricular septal defect with dextrocardia in trisomy 18. J Perinat Med 28:412-413

14. Allan LD, Irish MS, Glick PL (1996) The fetal heart in diaphragmatic hernia. Clin Perinatol 23:795-811

15. Sharland GK, Lockhart SM, Heward AJ et al (1992) Prognosis in fetal diaphragmatic hernia. Am J Obstet Gynecol 166:9-13

16. Winer-Muram HT, Tonkin ILD (1989) The spectrum of heterotaxic syndromes. Radiol Clin North Am 27:1147-1170

17. Hagler DJ, O'Leary PW (1995) Cardiac malpositions and abnormalities of atrial and visceral situs. In : Emmanouilides GC, Riemenschneider TA, Allen HD et al (eds) Heart disease in infants, children and adolescents including the fetus and young adult. Williams & Wilkins, Baltimore, pp 249-294

18. Calcaterra G, Anderson RH, Lau KC et al (1979) Dextrocardia: value of segmental analysis in its categorisation. Br Heart J 42:497-507

19. Sharland G, Cook A (2000) Heterotaxy syndromes/isomerism of the atrial appendages. In: Allan LD, Hornberg L, Sharland GK (eds) Textbook of fetal cardiology. Greenwich Medical Media, London, pp 335-346

第五章

心脏节段分析法

一、概述

在确定了胎儿的左右方位、内脏心房位置以及心脏位置之后，接下来便可运用顺序节段法对心脏进行分析。节段分析法能够非常简单、清晰地描述先天性心脏病，甚至是极其复杂的先天性心脏病[1-3]。无论心脏是否正常，皆可将其看作由 3 个主要节段以及节段间的 2 个连接构成，其中的每个节段通常又可分为左右两部分。3 个节段分别为心房、心室和大动脉，2 个连接为房室连接和心室 - 大动脉连接。完整的节段分析法还必须包括第 4 个节段，即体循环静脉、肺循环静脉以及静脉 - 心房连接，但由于这些结构存在很大的变异性，本章将不对此进行讨论。

在先天性心脏病中，心脏的结构可能并不总是在正常位置，连接顺序也可能存在异常。因此，心房和心室必须根据各自的解剖结构来确认而不是根据其位置，所以有必要使用"形态学左"和"形态学右"代替简单的"左"和"右"。在实际工作中，应该按照静脉 - 心房连接、心房、房室连接、心室、心室 - 大动脉连接以及大动脉这种血流方向的顺序对心脏进行评估，依次检查确定每个节段或每个连接的形态、位置（相对的和绝对的）、大小、功能状态以及间隔（将心脏分为左右两部分的结构）的情况。顺序节段分析可以为临床医师和病理学家提供主要的诊断依据。

二、心房

心房通常由 4 个基本结构组成：①静脉连接部：接受体循环或肺循环的回心血液；②前庭：靠近房室瓣的部分；③间隔面；④心耳。当心脏畸形时，前 3 种结构并非恒定不变，因此不能作为鉴别形态学左、右心房的标准。实际上，心房的回流静脉、房室瓣和房间隔在异常心脏中存在很多变异，甚至可能完全缺如。此外，心耳才是心房最为恒定的构成部分[4]。通常可根据心耳的形状、心耳与心房连接处的形态以及心耳内梳状肌的范围，区分形态学右心房和形态学左心房。形态学左心耳呈"牛角形"，与心房连接处较窄。因为只有左心耳内存在梳状肌，所以左心房内面比较光滑。形态学右心耳呈"三角形",与心房连接处较宽。在右心房内面,梳状肌自右心耳延伸至房室交界处周围以及心脏的十字交叉部。

如前文所述,心房可能存在 4 种排列类型。内脏心房正位时,左侧心房为形态学左心房,右侧心房为形态学右心房。心房镜像位时,身体所有器官的位置都呈镜像翻转,形态学右心房位于左侧,而形态学左心房位于右侧。左房异构时,双侧心耳均表现为形态学左心耳,呈较窄的"牛角形",双侧心房的内面都比较光滑。右房异构时,双侧心耳都表现为形态学右心耳,双侧心房的内面从心耳的顶部至房室交界处均分布有梳状肌。

超声心动图难以直接辨认心耳的形态,因此可通过上腹部横切面中主动脉与下腔静脉的位置关系来间接判断心房的排列类型[5](图 5.1)。

三、心室

心室位于心房–心室连接与心室–大动脉连接之间,而心室腔是心室内由心内膜构成的腔室。正常情况下,心室包含左右 2 个心室腔。每个心室腔通常由 3 部分构成:①流入部;②心尖小梁部;③流出部。由于流入部和流出部可能缺如,残余心室可能仅由一部分或两部分构成,而心尖小梁部则是心室腔最恒定的构成部分。形态学右心室腔心尖段的肌小梁粗大,而形态学左心室腔的肌小梁则非常纤细(图 5.2)。即使心室腔仅存在心尖部,也可以根据此特点区分左、右心室腔,胎儿超声心动图一般

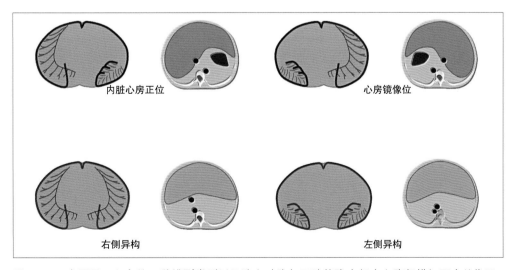

内脏心房正位　　心房镜像位

右侧异构　　左侧异构

图 5.1　示意图显示心房的 4 种排列类型以及降主动脉与下腔静脉在相应上腹部横切面中的位置关系

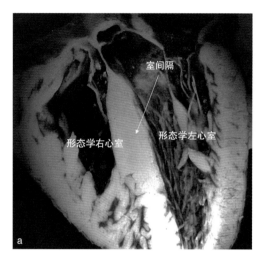
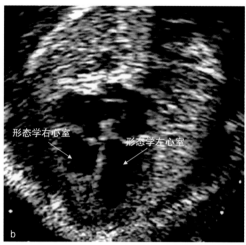

图 5.2 心脏大体标本（a）及其相应的超声心动图切面（b）显示两心室腔心尖部肌小梁的不同特点。形态学右心室的肌小梁粗大，而形态学左心室的肌小梁则比较纤细

可以识别这个特征。

形态学右心室的其他特征还包括：三尖瓣腱索与室间隔相连；支撑肺动脉瓣的完整肌性流出部；室间隔上一条明显的肌小梁，即隔缘肉柱；与隔缘肉柱相延续的肌性隆起，即室上嵴，将房室瓣与半月瓣相互隔开。形态学右心室的这些特征绝大多数都可经胎儿超声心动图识别（图 5.3）。

形态学左心室的特征包括：室间隔表面光滑；房室瓣不与室间隔相连；房室瓣与半月瓣相互连续（图 5.4）。

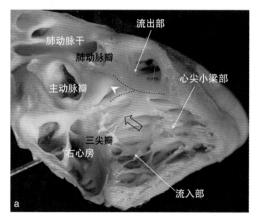
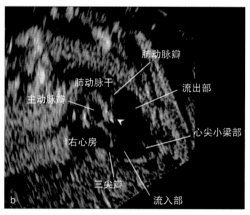

图 5.3 胎儿心脏大体标本（a）及其相应的超声心动图切面（b）显示右心室的形态学特征。由图可见右心室的流入部、心尖小梁部和流出部 3 部分。白色短箭头示室上嵴，它将三尖瓣与肺动脉瓣隔开。中空黑色箭头示三尖瓣与室间隔相连的腱索，黑色虚线示隔缘肉柱及其两个分支

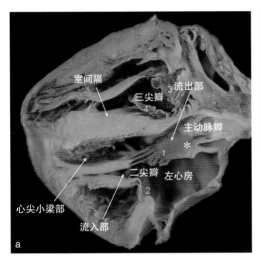
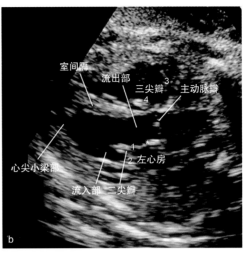

图 5.4 胎儿心脏大体标本（a）及其相应超声心动图切面（b）显示左心室的形态学特征。从图中可见左心室的流入部、心尖小梁部、流出部 3 部分。左心室的室间隔面未与二尖瓣腱索相连，同时可看到二尖瓣前瓣（1）与后瓣（2）。白色星号标示出主动脉瓣和二尖瓣前瓣相互连续。图中也可显示三尖瓣前瓣（3）与隔瓣（4）以及两者与室间隔右心室面的紧密关系

四、动脉干

第 3 节段的动脉干有 4 种可能的类型，通常根据动脉干的分支形式予以区分。

正常情况下，主动脉起源于心脏的中心。主动脉根部的 3 个 Valsalva 窦支撑主动脉瓣，同时左、右冠状动脉从其中 2 个 Valsalva 窦发出。无论与哪个心室相连，主动脉总是向上走行，形成主动脉弓，并发出 3 支头颈部血管：无名动脉、左颈总动脉及左锁骨下动脉（图 5.5）。由于主动脉长轴沿头尾方向走行，因此可经胎儿躯体旁矢状面显示。一般情况下，相对于冠状动脉而言，胎儿超声心动图更容易识别 3 支头颈部血管，

尤其是在妊娠中期。

正常心脏的肺动脉干起自动脉圆锥（又称"漏斗部"），同样有 3 个 Valsalva 窦支撑肺动脉瓣。肺动脉主干呈近似水平位的前后走行，并很快分支为左、右肺动脉（图 5.6）。正常情况下，肺动脉主干经动脉导管与降主动脉相通。肺动脉主干及其分支近端的长轴呈前后走行，因此可经胎儿胸部横切面显示。

动脉干还存在另外 2 种类型：一种是由共同动脉干供应所有的肺动脉、冠状动脉以及体循环动脉；另一种是单一大动脉与心脏相连，同时中心肺动脉缺如，肺动脉循环通常由降主动脉发出的较大分支供应（图 5.7）。

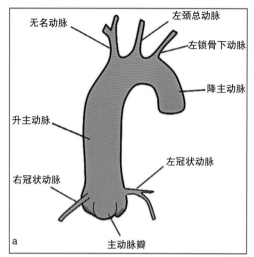

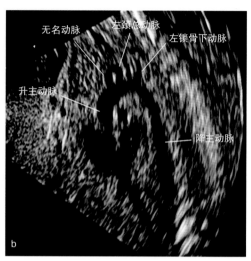

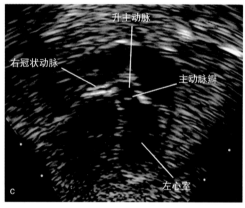

图 5.5　示意图（a）和胎儿超声心动图（b，c）显示主动脉的冠状动脉分支以及头颈部动脉分支。胎儿旁矢状面（b）显示起源于主动脉弓的头颈部血管，非标准五腔心切面（c）显示右冠状动脉近心段

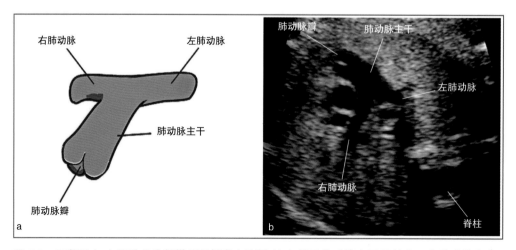

图 5.6　示意图（a）及胎儿胸部横切面超声心动图（b）显示肺动脉主干及其左、右肺动脉分支

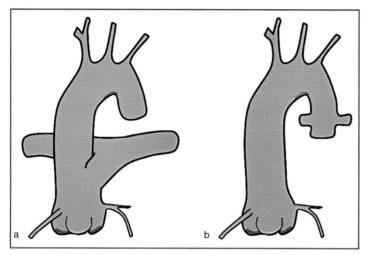

图 5.7　共同动脉干（a）及单一动脉干（b）示意图

五、房室连接

这一部分讨论的是房室连接的类型与方式。房室连接的类型是指心房与心室心肌如何相连或不相连。双心室房室连接与单心室房室连接均可发生，前者可能是房室连接一致，也可能是不一致。当双侧心房均与其相应的心室相连时，称为房室连接一致。相反，如果双侧心房与形态学上不一致的心室相连，称为房室连接不一致（图 5.8）。内脏心房正位或反位时的房室连接可能一致，也可能不一致。

当存在心房异构时，房室连接便不能用一致或不一致来描述（图 5.9，图 5.10）。事实上，此时的房室连接一侧是一致的，而另一侧是不一致的。当房室

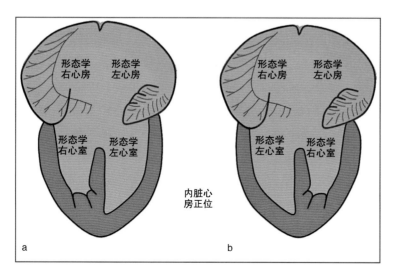

图 5.8　内脏心房正位时房室连接一致（a）与不一致（b）示意图

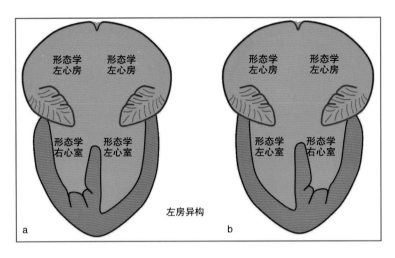

图 5.9　左房异构时双心室房室连接示意图：右手型心室（a）和左手型心室（b）

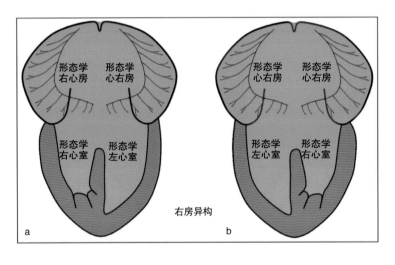

图 5.10　右房异构时双心室房室连接示意图：右手型心室（a）和左手型心室（b）

连接关系无法确定时，则需要描述心室的三维结构。目前公认的方法是通过右手法则或左手法则确定左、右心室的位置关系。应用这种方法对形态学右心室进行检查，并确定是用右手还是左手可以形象地描记出形态学右心室的结构，即手掌置于室间隔表面，拇指指向心室流入部，其余手指指向流出部（图 5.11）。

双侧心房仅与一个心室相连称为单心室房室连接。其中的主心室可以是形态学左心室，也可以是形态学右心室，常常伴有对应的残余心室。残余形态学右心室几乎总是位于前上方，而残余形态学左心室通常位于后下方（图 5.12）。在极少数情况下，主心室为孤立心室，其形态无法确定。

房室连接的方式用于描述房室瓣的特征。可以有两组房室瓣，也可以只有一组共同房室瓣。当一侧房室连接缺如时，其中一组房室瓣可以闭锁，甚至完

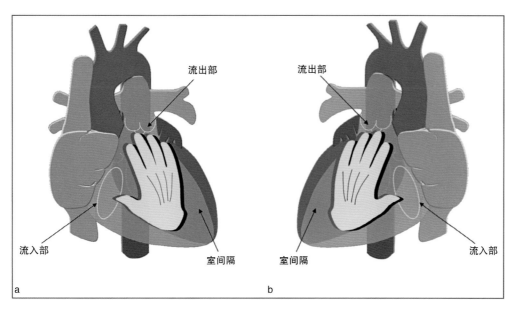

图 5.11　右手法则和左手法则示意图：右手型形态学右心室（a）和左手型形态学右心室（b）

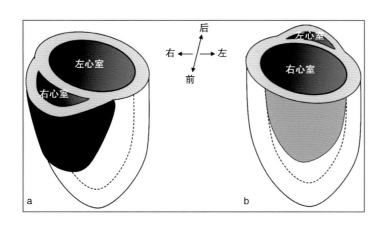

图 5.12　残余心室为形态学右心室（a）和形态学左心室（b）时与主心室的不同位置关系示意图

全缺如。当存在两组房室瓣时，其中一组房室瓣的腱索附着于室间隔的两面，称为跨越；若其瓣口跨过室间隔，则称为骑跨（图 5.13）。跨越与骑跨通常同时存在。如果一组房室瓣骑跨另一心室腔的范围大于 50%，就变为单心室房室

连接，这在病理生理学和外科手术中具有重要意义。

六、心室 – 大动脉连接

心室 – 大动脉连接的类型用于描述

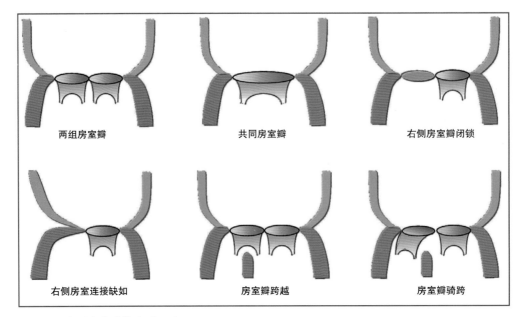

图 5.13　各种房室连接方式示意图

心室与大动脉如何进行连接。心室 – 大动脉连接可以是一致、不一致、双出口或者单出口。心室 – 大动脉连接一致是指形态学右心室与肺动脉相连，而形态学左心室与主动脉相连。心室 – 大动脉连接不一致则是指主动脉起源于形态学右心室，而肺动脉起源于形态学左心室（图 5.14）。

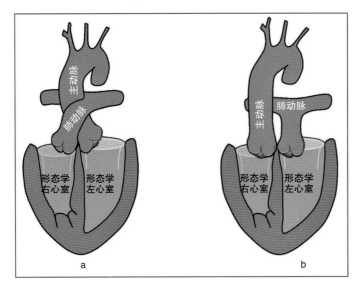

图 5.14　心室 – 大动脉连接一致（a）与不一致（b）示意图

两条动脉干均起自一个心室腔称为双出口。心室腔可以是形态学右心室、形态学左心室或者不定型的心室，其中右心室双出口最为常见。心室双出口时，大动脉的位置关系非常多变，而位置关系的不同也导致了这类先天性心脏病的病理生理学特点的差异（图 5.15）。

单出口是指仅一条动脉干与心室相连，这条动脉干可以是共同动脉干，也可以是主动脉或肺动脉主干，而相应的另一条大动脉则出现闭锁，无法确定其与心室腔的连接情况（图 5.16）。

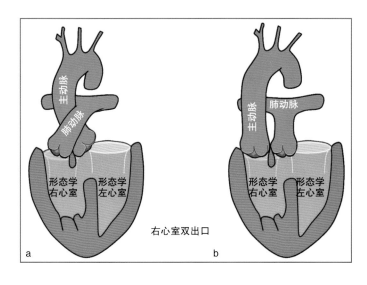

图 5.15　右心室双出口时 2 种不同的大动脉位置关系示意图：主动脉位于肺动脉左后方（a）以及主动脉位于肺动脉右侧并与之并行（b）

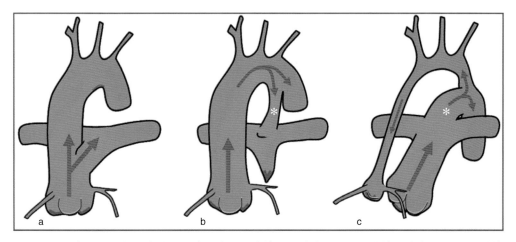

图 5.16　单出口的心室 – 大动脉连接示意图：连接共同动脉干（a）、连接主动脉（b）以及连接肺动脉（c）。图 a 所示，共同动脉干供应主动脉、肺动脉及冠状动脉的血液。图 b 所示，肺动脉闭锁，由主动脉经动脉导管（白色星号）逆行供应肺循环。图 c 所示，主动脉弓、升主动脉及冠状动脉发育不良，由动脉导管（白色星号）逆行供血

可通过描述主动脉和肺动脉在其半月瓣水平的相互关系来确定大动脉的位置。正常情况下，主动脉瓣位于肺动脉瓣的右后方（图 5.17）。

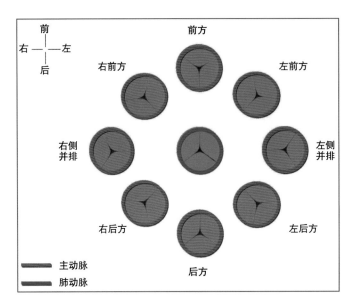

图 5.17 主动脉瓣（红色）相对肺动脉瓣（蓝色）的 8 种基本位置示意图

（译者：郭楠）

动态图 5-1 2 组房室瓣的单心室：孕 24 周单心室胎儿四腔心切面显示室间隔缺如，形成单心室，具有 2 组房室瓣、双侧心房及房间隔。SV，单心室；LA，左心房；RA，右心房

动态图 5-2 共同房室瓣的单心室伴右房异构：孕 23 周单心室伴右房异构胎儿的四腔心切面显示室间隔缺如，房间隔下份连续性中断（大箭头），心内"十字"交叉区结构消失，仅见单一心室及共同房室瓣，双侧心耳呈右心耳形态。小箭头示卵圆孔。SV，单心室；RAA，右心耳；L，左；R，右

参考文献

1. Shinebourne EA, Macartney FJ, Anderson RH (1976) Sequential chamber localization – logical approach to diagnosis in congenital heart disease. Br Heart J 38:327-340

2. Tynan MJ, Becker AE, Macartney FJ et al (1979) Nomenclature and classification of congenital heart disease. Br Heart J 41:544-553

3. Anderson RH, Becker AE, Freedom RM et al (1984) Sequential segmental analysis of congenital heart disease. Pediatr Cardiol 5:281-288

4. Sharma S, Devine W, Anderson RH et al (1988) The determination of atrial arrangement by examination of appendage morphology in 1842 heart specimens. Br Heart J 60:227-231

5. Huta JC, Smallhorn JF, Macartney FJ (1982) Two-dimensional echocardiographic diagnosis of situs. Br Heart J 48:97-108

第二篇

超声心动图成像

第六章

胎儿上腹部横切面

一、概述

本章并没有对所有的胎儿躯体横切面进行详细讨论，读者如有需要可查阅相关文献和书籍。在胎儿上腹部横切面中，门静脉窦切面至关重要，因为它不仅与进行上腹部生物学测量的切面接近，而且对于内脏心房位置的判定起着重要作用。彩色多普勒检查时，胎儿循环系统主要静脉（如脐静脉、静脉导管及肝上静脉）的起点就位于上腹部横切面[1-8]。

二、脐带入口水平

此切面可显示脐带与前腹壁的连接处。下腔静脉和腹主动脉位于中线附近两侧腰大肌之间，其中腹主动脉位置偏左。此切面经髂嵴横切，位于肝下方，可看到腹腔内充满肠管（图 6.1）。

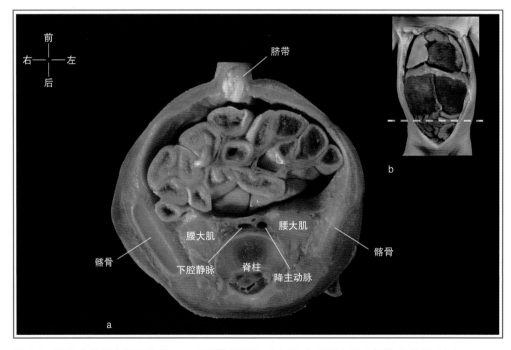

图 6.1　胎儿大体标本显示脐带入口水平横切面（a）以及此切面在胎儿躯体的位置（b）

三、肝下段水平

扫查平面从脐带入口水平稍向头侧移动，可显示紧邻前腹壁后方向头侧走行的脐静脉横切面。同时还可显示肝右叶下段，切面左侧可看到腹腔内充满肠管。双侧肾分列于下腔静脉和腹主动脉的两侧（图6.2）。

四、肝中段水平

肝中段水平横切面可显示较大的肝右叶和较小的肝左叶。脐静脉远离前腹壁，于镰状韧带内向后走行。下腔静脉远离脊柱，向前走行且管径略增宽。同时此切面还可显示双侧肾上腺和左侧肾

上极，十二指肠及胃远端则更靠近切面中央（图6.3）。

五、门静脉窦水平

此切面位于镰状韧带水平以上，可显示脐静脉汇入门静脉左支。汇合段由前向后呈弧形弯曲并指向右侧，其后方常常可看到静脉导管的起始段。胃位于切面左侧，腹主动脉位于切面后方，紧邻脊柱且在中线左侧。下腔静脉相对腹主动脉位置靠前，位于中线偏右，并且与腹主动脉管径相似（图6.4）。在超声检查中，门静脉窦横切面与进行上腹部生物学测量的切面接近，同时对于判定内脏心房位置具有关键作用（图6.5）。

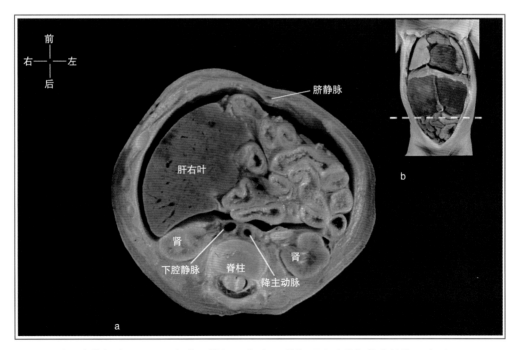

图6.2　胎儿大体标本显示肝下段水平横切面（a）及此切面在胎儿躯体中的位置（b）

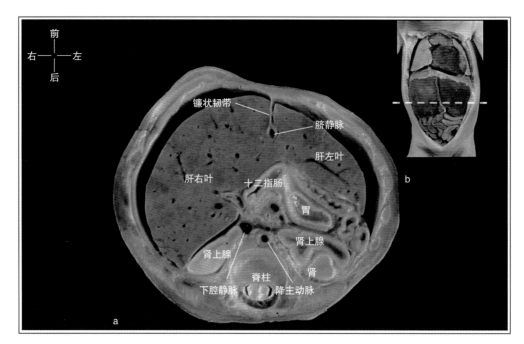

图 6.3　胎儿大体标本显示肝中段水平横切面（a）及此切面在胎儿躯体中的位置（b）

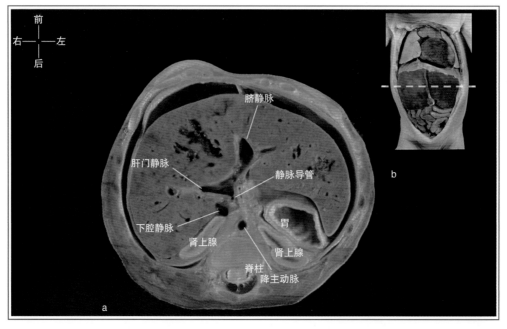

图 6.4　胎儿大体标本显示门静脉窦水平横切面（a）及此切面在胎儿躯体中的位置（b）。切面显示脐静脉呈弧形向右弯曲并汇入肝门静脉，同时还可看到静脉导管的起始部。下腔静脉和降主动脉在此切面的管径相似。切面左侧可见部分胃

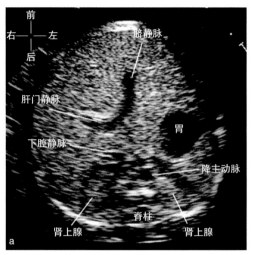
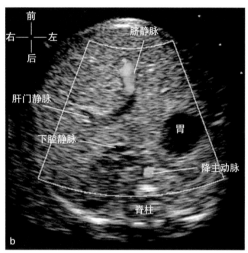

图 6.5　孕 22 周正常胎儿门静脉窦水平横切面的二维图像（a）及彩色血流图（b）。由于声束角度的影响以及血流速度较慢，肝门静脉和下腔静脉内未能显示血流信号。然而由于脐静脉与声束近似平行，降主动脉血流速度较高，两管腔内可显示彩色血流信号

　　在上腹部横切面中，由于下腔静脉和腹主动脉与声束垂直，难以显示管腔内的血流，通常也只有腹主动脉可能显示彩色血流信号（图 6.5b）。检查时如使用低速血流条件，则有可能显示两条血管内的血流信号。由于两者血流方向相反，管腔内的血流显示不同的颜色（图 6.6）。

　　由于静脉导管向后上方走行，很容易经胎儿躯体矢状面显示。然而在胎儿躯体横切面上，由于门静脉窦与静脉导管间的峡部过于细小，二维超声难以发现。彩色血流成像时，因为静脉导管入口处前方的血流加速，在使用低速血流条件时易于显示。当门静脉窦呈横位时，由于门静脉与声束近似平行，因此其内可显示血流信号（图 6.7）。

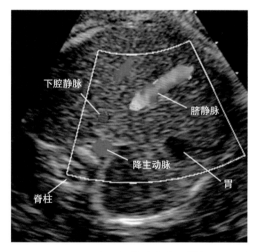

图 6.6　孕 23 周胎儿门静脉窦水平横切面的彩色血流图。由于使用了低速血流条件（奈奎斯特极限为 19cm/s），下腔静脉和降主动脉管腔内均可显示血流信号，分别为红色和蓝色

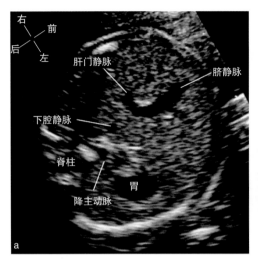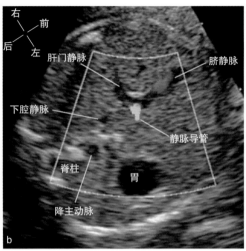

图 6.7　孕 20 周正常胎儿门静脉窦水平横切面的二维图像（a）及彩色血流图（b）。由于静脉导管入口处前方的血流加速，彩色血流成像时易于显示。因为此切面门静脉窦为横向显示，肝门静脉内的血流信号呈红色。奈奎斯特极限为 20cm/s

六、下腔静脉横切面

　　此切面显示的下腔静脉位于与右心房底部连接处的稍下方。相对其他靠近胎儿尾侧的横切面来说，此切面下腔静脉的位置更为靠前，其管腔也因脐静脉和肝静脉的汇入而增宽。由于膈肌呈圆顶形，当此切面完全水平时可同时显示上腹部和胸腔内的结构。事实上，肝右叶和肝左叶的上段位于下腔静脉的两

侧，而切面前方为心室下段，后方为肺下叶下段，食管则位于下腔静脉和降主动脉之间（图 6.8，图 6.9）。

七、肝静脉切面

　　从下腔静脉横切面略向尾侧移动，可显示肝静脉汇入处的横切面。肝静脉呈星状汇入横切面的下腔静脉，也称为"肝星"征（图 6.10）。

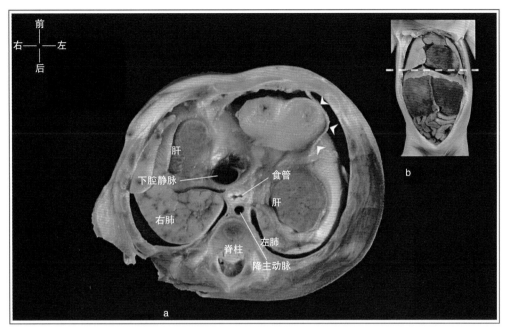

图 6.8　胎儿大体标本显示下腔静脉心下段水平横切面（a）及此切面在胎儿躯体中的位置（b）。切面前方为心包（白色短箭头）包裹的心室下部。由于膈肌呈圆顶形，切面还可看到肝右叶及肝左叶的上部，其后方为双肺下段

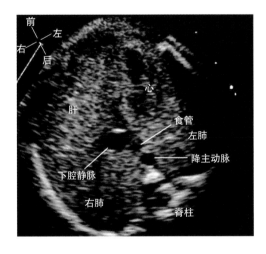

图 6.9　孕 22 周胎儿下腔静脉心下段水平横切面的二维图像

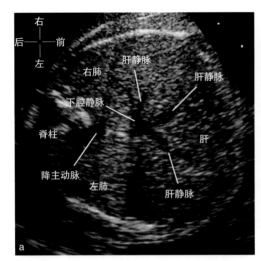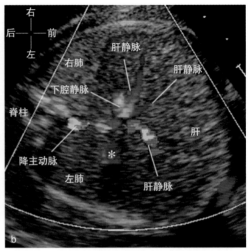

图 6.10　孕 25 周正常胎儿肝静脉汇合处横切面二维图像（a）及彩色血流图（b）。此切面显示肝静脉呈"星形"汇入横切面的下腔静脉，呈"肝星"征。彩色血流成像时，选择低速血流条件可增强肝静脉血流的显示。动态检查时，图像中央搏动的蓝色血流实际是下腔静脉（白色星号）

（译者：伍婷）

动态图 6-1　上腹部横切面：正常胎儿上腹部门静脉窦水平横切面显示脐静脉（UV）汇入门静脉（PorV）左支。汇合段由前向后呈弧形弯曲并指向右侧，后方显示静脉导管（DV）起始段。胃位于腹腔左侧，腹主动脉位于脊柱左前方，下腔静脉位于中线偏右，较腹主动脉靠前。IVC，下腔静脉；DAO，降主动脉；SP，脊柱；ST，胃

动态图 6-2　上腹部横切面：正常胎儿上腹部门静脉窦水平横切面显示脐静脉（UV）汇入门静脉（PorV）左支。汇合段由前向后呈弧形弯曲并指向右侧。胃位于腹腔左侧，腹主动脉位于脊柱左前方，下腔静脉位于中线偏右，较腹主动脉靠前。将彩色血流速度标尺下调至 18cm/s 时同时显示脐静脉、门静脉、下腔静脉和腹主动脉血流。IVC，下腔静脉；DAO，降主动脉；SP，脊柱；ST，胃

参考文献

1. Hill LM, Kislak S, Rumo C (1987) An US view of the umbilical cord. Obstet Gynecol Surv 42:82-88

2. Staudach A (1989) Sectional fetal anatomy in ultrasound. Springer-Verlag, Berlin

3. Filly RA (2000) US evaluation of normal fetal anatomy. In: Callen PW (ed) US in obstetrics and gynecology. WB Saunders, Philadelphia, pp 221-276

4. Mavrides E, Moscoso G, Carvalho JS et al (2001) The anatomy of the umbilical, portal and hepatic venous system in the human fetus at 14-19 weeks of gestation. Ultrasound Obstet Gynecol 18:598-604

5. Jeanty P, Romero R, Hobbins JC (1985) Vascular Anatomy of the fetus. J Ultrasound Med 4:343-348

6. Copel JA, Reed KL (1995) Doppler ultrasound in obstetrics an gynecology. Raven Press, New York

7. Kalache K, Romero R, Goncalves LF et al (2003) Three-dimensional color power imaging of the fetal hepatic circulation Am J Obstet Gynecol 189:1401-1406

8. Kiserud T, Acharya G (2004) The fetal circulation. Prenatal Diagn 24:1049-1059

第七章

四腔心切面

一、基本切面

因为胎儿膈肌在胸腔内的位置较高，使得心脏比出生后更近似于水平位，所以胎儿四腔心切面与膈肌略上方的胸腔横切面接近[1]（图7.1）。在上腹部横切面上追踪显示下腔静脉，于汇入右心房处将扫查平面稍微向头侧倾斜直至出现4个心腔，即为四腔心切面。

二、正常形态

在胸腔横切面上（图7.2），形态学右心室位于最前方，靠近胸壁，其心尖部圆钝，而左心室位于后方，呈椭圆形。左心房位于最后方，邻近脊柱和降主动脉。进一步仔细观察（图7.2b），可发现左心房的心内膜面非常光滑，而右心房的心内膜面可见自界嵴

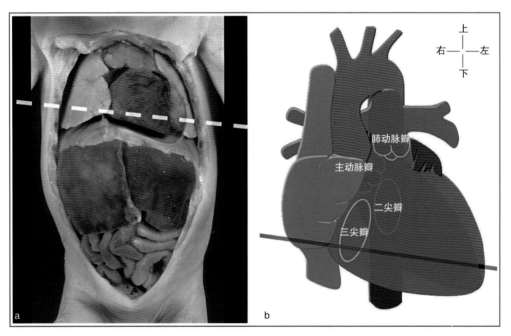

图 7.1　四腔心切面在胎儿躯体（a）和心脏示意图（b）中的位置。示意图显示此切面平行于心轴并与室间隔流入部垂直。标准四腔心切面只显示三尖瓣和二尖瓣，主动脉瓣和肺动脉瓣由于位置较高无法显示

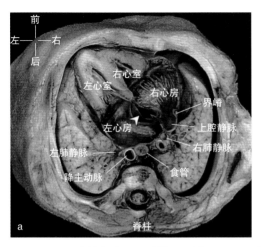
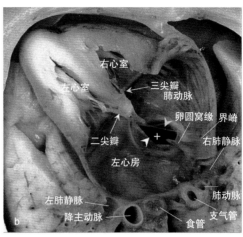

图 7.2 胎儿大体标本的胸腔横切面模拟显示四腔心切面（a）及此标本近距离观察显示的更多解剖细节（b）。三尖瓣隔瓣（黄色箭头）在房室交界处的附着点比二尖瓣前瓣（白色箭头）更靠近心尖，后者实际附着于房间隔下段。下腔静脉入口处（白色十字）的右前方可看到下腔静脉瓣（黄色短箭头）。白色短箭头示卵圆孔瓣，形成下腔静脉的左后缘，并呈弓形凸入左心房。切面后方可看到左、右肺静脉与左心房相连，降主动脉、食管、支气管以及右肺下叶的肺动脉位于左、右肺动脉之间

发出的大量梳状肌分支，右心房后部较为光滑，与上腔静脉相连。三尖瓣隔瓣在房室交界处的附着点比二尖瓣前瓣更靠近心尖，后者实际附着于房间隔的下段，这称为房室瓣的附着差异或偏移。房间隔和室间隔以及房室瓣在心脏中央形成斜十字形结构，称为心脏的"十字交叉部"。正常心脏的两组房室瓣相互分离，并且大小相似。左、右下肺静脉分别在降主动脉和食管的一侧汇入左心房后部。下腔静脉汇入右心房底部，一小部分房间隔骑跨其上。由于这种骑跨，房间隔的上部称为卵圆窝缘（crista dividens），在拉丁语中即"分水岭"的意思，这也说明了下腔静脉的血流走向。从图中可以看出，大部分来自静脉导管和胎盘的高含氧血液在下腔静脉左后侧经卵圆窝缘分流后进入左心房。下腔静脉入口处的右前方可看到下腔静脉瓣，而卵圆孔瓣形成了下腔静脉的左后缘，并呈弓形凸入左心房。近期的一篇文献通过图示列举了许多胎儿心脏的正常和异常解剖形态，更新了心脏胚胎发育的传统概念[2]。

三、正常超声心动图：二维图像

胎儿超声心动图检查时，可经胸腔的两个不同入路显示四腔心切面，即心尖四腔心切面（图 7.3，图 7.4）和胸骨旁四腔心切面（图 7.5）。为确保切面处于真正水平位，图像必须显示有 1 根完整的肋骨，并且不显示腹腔结构[3]（图 7.3）。检查者经四腔心切面可识别下列特征。

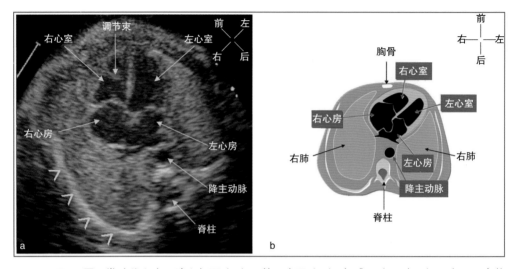

图 7.3　孕 21 周正常胎儿心尖四腔心切面（a）及其示意图（b）。标准心尖四腔心切面应显示出整个胸腔，包括 1 根完整的肋骨（黄色开放箭头），同时不显示腹腔内容物。该切面可显示心脏腔室在胸腔内的空间位置关系

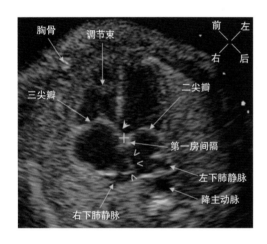

图 7.4　孕 23 周正常胎儿的心尖四腔心切面。形态学右心室位于前方，其特征包括心腔内的调节束以及三尖瓣的室间隔附着点位置较低。白色十字示心脏十字交叉部，也是房间隔与室间隔交汇处。白色短箭头为房室隔，位于三尖瓣与二尖瓣的瓣环附着点之间。白色开放箭头示凸入左心房内的卵圆孔瓣。左、右下肺静脉在降主动脉两侧分别从后方汇入左心房

- 左、右心房大小相似。左心房位于最后方，靠近脊柱，而右心房紧邻右肺。两心房经房室瓣与相应心室相连。

- 左、右心室大小及厚度相似。形态学右心室应位于最前方，紧邻前胸壁，心尖圆钝，其内可见粗大的肌小梁结构，包括横跨心室腔的粗大肌束，即调节束。这些特点可用来识别形态学右心室。左心室位于右心室和左肺之间，形态学左心室的肌小梁结构细小。正常情况下，左心室心尖部无肌束存在，因而在四腔心切面显示更为清晰（图 7.3，图 7.4）。动态图像中，左、右心室应同时收缩。在妊娠中

期，双侧房室大小相近，但到妊娠晚期，通常右侧房室较大[4-7]。

- 两组房室瓣同时开放，瓣环大小相近。左侧的二尖瓣和右侧的三尖瓣与房间隔和室间隔在心脏十字交叉部形成斜十字形，之所以偏斜是因为三尖瓣环在室间隔的附着点略低于二尖瓣（图 7.4）。

- 房室瓣上方的那一小部分房间隔应完整，并在十字交叉部与室间隔融合（图 7.4，图 7.5）。卵圆孔正常开口于房间隔中 1/3 处，膜样的卵圆孔瓣覆盖其上，并凸入左心房。

- 室间隔应完好无损。

- 稍微调整探头，可检查左、右侧的静脉 - 心房连接。四腔心切面可显示左、右下肺静脉在降主动脉两侧从后方汇入左心房（图 7.4）。由标准四腔

心切面向尾侧倾斜，可于右心房底部近房间隔下段处显示下腔静脉入口（图 7.6）。紧邻房室交界处的左后方可显示冠状窦从下方进入右心房。冠状窦在心脏之外并沿房室沟左后方走行，只有当扫查平面紧靠左心房下方时才可显示，因此左心房和二尖瓣口无法与冠状窦在同一水平切面显示（图 7.6）。

四、心脏大小

心胸比例是诊断儿童和成人心脏疾病合并心力衰竭的一项有用指标。在胎儿期，心胸比（C/T）易于获取，可用来预测功能性和器质性心脏疾病引起心力衰竭的危险程度。测量心脏周长与胸腔周长，然后计算比值（心胸周长

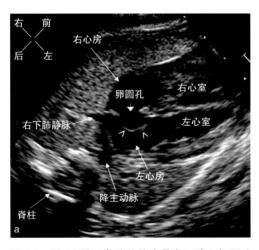
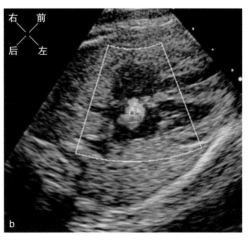

图 7.5　孕 34 周正常胎儿的胸骨旁四腔心切面（a）及其彩色血流图（b）。因为房间隔与声束垂直，所以该切面可清晰显示房间隔。房间隔中段的卵圆孔开放，卵圆孔瓣（白色开放箭头）凸入左心房。彩色血流成像时，选用低速血流条件可显示卵圆孔处心房水平生理性右向左的蓝色血流。奈奎斯特极限为 20cm/s

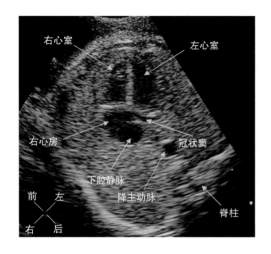

图 7.6 由标准四腔心切面略向尾侧倾斜可显示下腔静脉和冠状窦分别与右心房底部相连，而此时不显示左心房

比）。适合进行测量的二维图像应该显示整个胸腔，包含标准四腔心切面和 1 根完整肋骨，并且不显示腹腔结构（图 7.7）。心胸周长比较为固定，孕 17 周平均为 0.45，妊娠晚期为 0.50[3]。另外，还可选择计算心胸面积比，此参数也非常固定，整个妊娠期间的正常范围在 0.25~0.35[8]。如果心胸比异常，应注意区分是胸腔正常而心脏扩大还是心脏正常而胸腔缩小，可根据孕周将胸腔周长的测值与正常值比较进行区分。

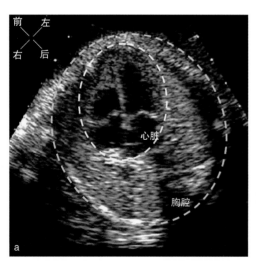
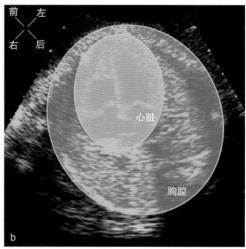

图 7.7 四腔心切面显示心脏和胸腔的周长（a）与面积（b）的测量方法

五、心脏测量

四腔心切面是测量心腔大小和室壁厚度的基本切面之一。M 型超声（图 7.8）具有较高的帧频和时间分辨率，是测量心脏以及评估瓣膜和室壁运动最准确的方法，也是评估心律失常的有效途径[9]。然而，只有当声束与被测量结构垂直时，才可进行 M 型超声的测量。这种角度通常很难获得，有时甚至根本不可能获得，因此 M 型超声在胎儿中的应用受到限制。

除了 M 型超声，二维超声也可进行非常精确的测量，而且在实际应用中，二维超声已经取代了 M 型超声。虽然从不同方向均能显示清晰的心脏图像，但我们推荐选用胸骨旁四腔心切面，因为该切面上室壁、室间隔及其内膜面均与声束垂直，具有更高的分辨率（图 7.9，图 7.10）。

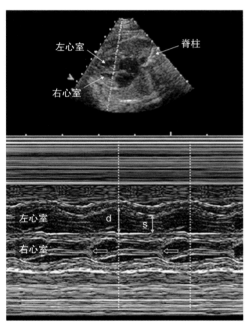

图 7.8 经 M 型超声的运动曲线测量左心室舒张末期（d）与收缩末期（s）横径。通过胸骨旁四腔心切面的二维图像显示出心腔，然后调整 M 型取样线使之与所关注的结构垂直。取样线置于房室瓣瓣尖处，测量从心内膜面到心内膜面的距离。舒张末期当心室内径最大时测量舒张期直径，此时房室瓣关闭（虚线）。收缩末期在房室瓣开放之前测量收缩期直径，此时心室内径最小。中空白色箭头示三尖瓣开放

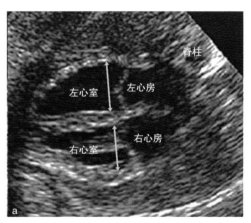

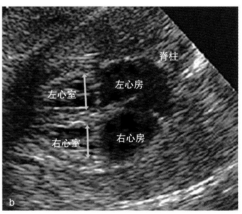

图 7.9 舒张末期（a）与收缩末期（b）的胸骨旁四腔心切面。黄色双向箭头示测量左、右心室宽度的位置

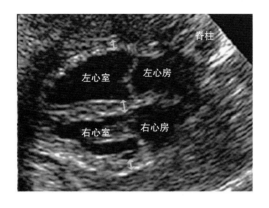

图 7.10　与图 7.9a 相同的舒张末期图像。黄色双向箭头示左、右心室室壁和室间隔厚度的测量。注意，室壁厚度和心室腔的测量应在房室瓣口略下方接近心底处进行。心室腔的测量应从心内膜面到心内膜面，室壁厚度的测量应从心内膜面到心外膜面

与心室直径和室壁厚度的测量不同，房室瓣大小的测量最好在心尖四腔心切面进行，因为在此切面上房室瓣与声束垂直。同时，心尖四腔心切面也适合进行双侧心房和心室长轴直径的测量[10-14]（图 7.11）。

六、心室功能

与儿童相同，胎儿期的室壁节段性运动异常非常罕见。因此，在评估左心室功能时，可采用基于径线测量计算心室整体功能的指标。在这些指标中，心

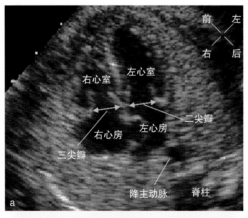

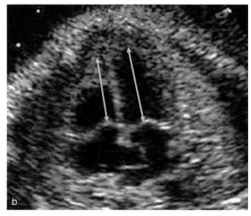

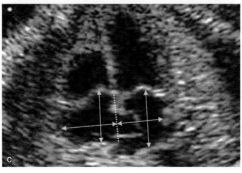

图 7.11　心尖四腔心切面分别显示房室瓣环径（a）、心室长径（b）以及心房横径和前后径（c）的测量（黄色双向箭头）

室缩短分数（fractional shortening, FS）应用最为广泛，因为它所需的两项测值均可快速轻松获得。

$$FS = (EDD-ESD) / EDD$$

其中，*EDD* 为心室舒张末期直径，*ESD* 为心室收缩末期直径。心室 FS 常用百分比而非分数表示。一般来说，左、右心室直径应缩短 28% 以上。连续测量随访患者的这一指标对评估胎儿发生心力衰竭的风险很有价值[15, 16]。

七、正常超声心动图：彩色血流成像及脉冲多普勒

（一）房室瓣

在心尖四腔心切面，流入左、右心室的血流方向与声束平行，因此，经此切面评估二尖瓣和三尖瓣的血流最为合适。脉冲多普勒检查时，取样容积应置于房室瓣的心室侧紧邻瓣叶开口处，并与血流方向平行。二尖瓣与三尖瓣的多普勒频谱形态相似，心室舒张期均呈双

峰：第 1 个峰（E 波）表示舒张早期瓣膜开放时的心室被动充盈，而第 2 个峰（A 波）表示心房收缩期的心室主动充盈（图 7.12）。心率正常时，双峰显示清晰，如心率超过 170 次 / 分时则可能相互融合[17, 18]。

正常情况下，收缩期心房内不应出现房室瓣的反流。当检查二尖瓣时，如果取样容积置于靠近左心室流出道处，则会显示收缩期流向主动脉的血流频谱，此时不要误认为是二尖瓣反流（图 7.13）。评估胎儿心律时则应选择此取样容积位置。

与出生后不同，由于胎儿心室肌顺应性较低，正常胎儿房室瓣口血流频谱的 E 波应小于 A 波。因此，心室充盈主要出现在舒张中期并依赖于心房的规律收缩，这也是非正常窦性心律会导致心脏功能明显受损的原因。房室瓣的 E 波速度随孕周增加而增高，二尖瓣 E 波在孕 16 周和妊娠晚期分别为 25cm/s 和 45cm/s，而三尖瓣则分别为 30cm/s 和

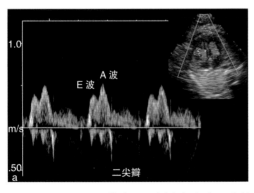
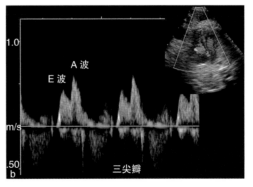

图 7.12　孕 22 周正常胎儿二尖瓣（a）和三尖瓣（b）的脉冲多普勒频谱。其中，彩色血流图表明频谱均采自心尖四腔心切面，同时也显示了每个房室瓣取样容积的位置

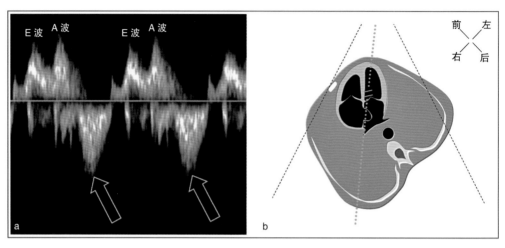

图 7.13　左心室流入 – 流出道的脉冲多普勒频谱（a）及多普勒检查时取样容积的位置示意图（b）。基线上方的双相血流是正常二尖瓣血流，而基线下方的单相血流（中空黄色箭头）是左心室流出道的血流，不要误认为是二尖瓣反流

50cm/s。妊娠期间 A 波的速度相对恒定或略有增加，二尖瓣和三尖瓣分别为 45cm/s 和 50cm/s。

　　妊娠期间 E 波比 A 波增幅明显的原因可能是心室舒张功能的逐渐完善。孕16周的 E 波与 A 波之比（E/A）为 0.5，而妊娠晚期则接近相等。三尖瓣前向血流速度较二尖瓣高主要是由于胎儿血液循环中右心室输出量较大[19]（图 7.14）。

　　彩色多普勒对于专业进行胎儿心脏检查的机构来说，是不可或缺的，它可以提升检查的速度和准确性[20-26]，但在常规产科心脏检查中的应用还存有争议。

　　正常情况下，四腔心切面进行彩色血流成像时，左、右房室瓣的舒张期血流信号范围相同，并显示为层流（图

7.15），而收缩期房室瓣无明显的反流信号。

　　应用高分辨率超声检查经常可发现收缩早期持续二三帧的少量三尖瓣反流[27,28]（图 7.16）。

　　在四腔心切面，彩色多普勒非常适用于检查房室瓣的功能异常，特别是三尖瓣反流。彩色血流成像时，可根据反流信号的范围和心房大小对房室瓣反流的严重程度进行半定量评估。当发现瓣膜反流或狭窄导致的湍流时，彩色血流成像有助于调整多普勒取样线的位置，从而准确评估瓣膜的血流速度和跨瓣压差。图 7.17~7.19 显示了部分先天性心脏病合并房室瓣功能异常时四腔心切面的二维图像、彩色血流图和多普勒频谱。

（二）肺静脉

在四腔心切面上，肺静脉的血流方向与声束的角度非常适合多普勒检查。可根据胎儿体位和肺静脉的走行方向，选择胸骨旁或心尖四腔心切面进行。虽然肺静脉在二维图像上难以识别，但在彩色多普勒检查时选用低速血流条件可轻松显示其内血流。彩色血流成像时，将脉冲多普勒取样容积调整至紧邻左心房的肺静脉末端。在检查肺静脉血流时，建议将彩色取样框置于左心房后部，

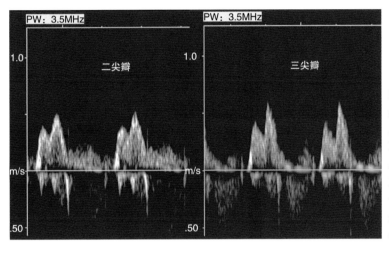

图 7.14　同一胎儿心尖四腔心切面采集的二尖瓣和三尖瓣多普勒频谱。两幅频谱速度量程及增益相同，三尖瓣速度－时间积分略高于二尖瓣，这是因为胎儿循环中右心室输出量较大

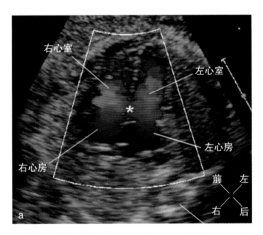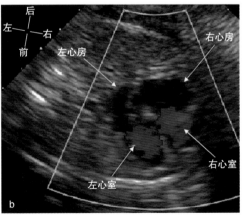

图 7.15　经心脏腹侧（a）和背侧（b）入路显示心尖四腔心切面的舒张期彩色血流图。经左、右房室瓣进入相应心室的血流宽度相同，而且可在室间隔流入部上方形成血流信号的桥样连接（白色星号）。这是由于彩色增益过高导致的伪影，而非真正的缺损。应在室间隔与声束垂直时判断该区域有无缺损。相对超声波源而言，两幅图像中的血流方向相反，因此呈现不同颜色

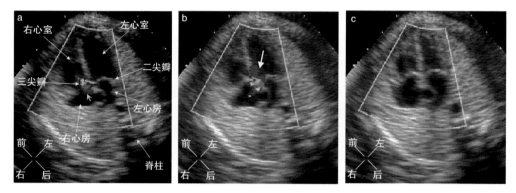

图 7.16　连续 3 幅心尖四腔心切面的收缩期彩色血流图。收缩早期（a）显示少量的生理性三尖瓣反流（黄色箭头）。当左心室流出道血流进入主动脉时（白色箭头指示的蓝色血流），三尖瓣的反流已经停止（b）。收缩末期（c）未显示三尖瓣反流

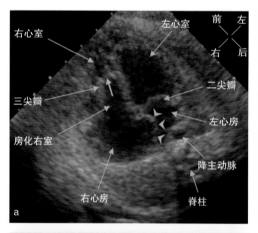

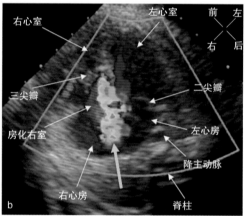

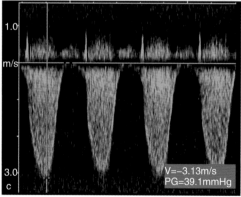

图 7.17　孕 33 周三尖瓣下移畸形胎儿的心尖四腔心切面（a），黄色箭头示三尖瓣隔瓣向心尖移位，白色开放箭头示凸入左心房内的卵圆孔瓣。收缩期彩色血流图（b）显示重度三尖瓣反流源自位于右心室体部的瓣膜关闭点，黄色箭头示三尖瓣反流束。连续多普勒频谱（c）显示反流速度约 3 m/s

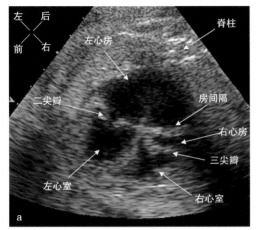

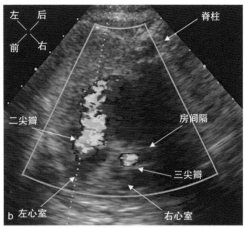

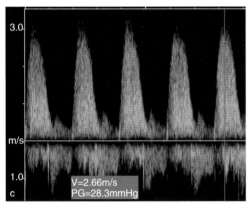

图 7.18　孕 34 周重度二尖瓣反流胎儿经脊柱旁左缘显示四腔心切面。二维图像（a）显示左心房明显扩大，房间隔向右侧移位。收缩期彩色血流图（b）显示由于瓣叶关闭不全导致重度二尖瓣反流，同时也存在轻度三尖瓣反流。将取样线置于反流处进行连续多普勒检查。二尖瓣反流频谱（c）显示瓣膜前向血流位于基线下方，而反流频谱位于基线上方，其峰值流速相对较低（2.66m/s），表明胎儿左心功能受损

避免心室的高速血流导致混叠或显示不佳（图 7.20）。

肺静脉血流频谱可反映左心房压力的变化。与腔静脉一样，肺静脉频谱也表现为两个前向血流峰值，分别代表收缩期和舒张早期。尽管收缩期峰值可能高于舒张期，但在大多数患者中，这种差异并不明显。在心房收缩期，可显示频谱消失或短暂的反向（图 7.21）。

八、心律

超声评估胎儿心律有多种技术，包括 M 型超声、彩色 M 型超声和脉冲多普勒频谱，这些技术都基于心房和心室的收缩关系[29-33]。选用 M 型超声时，应调整取样线的位置，使心房壁和心室壁的运动曲线同时显示。正常窦性心律时，每次心房收缩均应位于心室收缩之

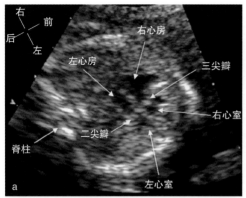

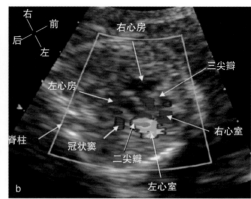

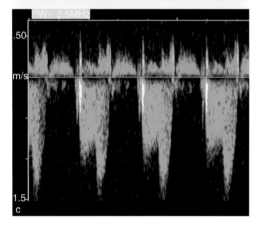

图 7.19 经二尖瓣狭窄胎儿胸腔右侧入路显示的四腔心切面。二维图像（a）显示右心室大小与孕龄不符。二尖瓣环缩小，瓣叶发育不良。舒张期彩色血流图（b）显示二尖瓣前向血流变窄并增快，而三尖瓣血流增宽且呈层流。脉冲多普勒（c）显示二尖瓣血流加速。尽管取样线角度并不理想，但二尖瓣频谱的 A 波峰值速度仍接近 1.5m/s

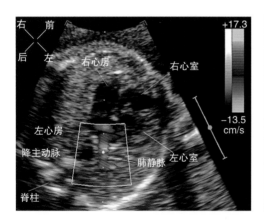

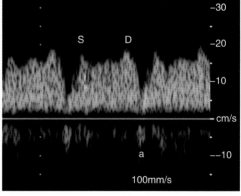

图 7.20 孕 23 周正常胎儿的胸骨旁四腔心切面。将彩色取样框置于左心房后部。低速血流条件有利于显示左下肺静脉血流。根据彩色血流图调整取样容积的位置（白色圆点）进行脉冲多普勒检查

图 7.21 与图 7.20 同一胎儿的肺静脉脉冲多普勒频谱。收缩期（S）的血流速度与舒张早期（D）相似。心房收缩期（a）可看到频谱消失并有短暂的反向

前，而且心率必须相对恒定并在正常范围内。图 7.22 显示通过四腔心切面经 M 型超声检查胎儿心律。如果胎儿体位适合显示心尖四腔心切面，评估心律最简单的方法是采用脉冲多普勒检测左心室流入 – 流出道血流。这一方法将在五腔心切面的章节中详细描述。

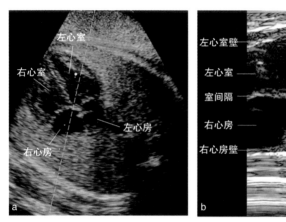
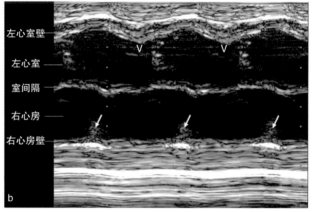

图 7.22　在四腔心切面（a）上，将 M 型取样线（绿色虚线）通过左心室、室间隔和右心房。M 型运动曲线（b）显示在每次心室收缩（V）之前均有心房收缩（白色箭头），且节律规整

九、心室排血量

在出生后的超声检查中，流经瓣膜的血流量（Q）可通过下面的公式计算：

$$Q（ml/min）=VTI\pi D^2/4HR$$

其中，D 表示瓣环直径，VTI 表示同一部位的多普勒速度 – 时间积分，HR 表示心率。在四腔心切面，可通过二尖瓣环的横截面积和二尖瓣血流的 VTI 计算左心室排血量（图 7.23）。右心室排血量可通过三尖瓣环横截面积和三尖瓣血流的 VTI 计算。虽然上述公式基于一定的假设，并不完全适合房室瓣（瓣环并非圆形而且瓣孔大小在血液流动时并不恒定），但其可靠性已经在动物和人

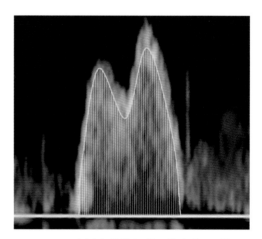

图 7.23　二尖瓣多普勒频谱及其速度 – 时间积分（VTI）的测量

类胎儿模型试验中被证实[34-36]。

十、四腔心切面的检查项目

许多检查者可能会认为，心脏畸形会导致四腔心切面显示出严重的解剖学异常或者心脏明显扩张，但实际上，一些即便是可以在四腔心切面检测到的心脏病变，其表现的解剖形态也可能近似正常，因此经常出现漏诊的情况。图7.24 和图 7.25 展示了 2 例先天性心脏病近似正常的四腔心切面，缺少经验的检查者可能会漏诊。在这 2 个病例中，心脏的大小和位置均正常，两侧的房室及房室瓣大小均近似一致，室间隔也看似完整，左心房与 2 支肺静脉相连。

因此，若要成功发现这些异常，就

必须了解四腔心切面可能存在的异常以及应对哪些项目进行系统的检查[37]。下述检查目录概括了四腔心切面可以评估的心脏结构。

- 心脏的位置和大小；心腔的形态；静脉 – 心房连接。
- 房间隔和卵圆孔的形态；房室瓣的形态和功能。
- 室间隔的形态（除外前间隔和膜周部）。
- 室壁厚度。
- 心腔的大小（相对的和绝对的）。
- 心室功能。
- 心律。

如果有彩色多普勒血流成像，应在

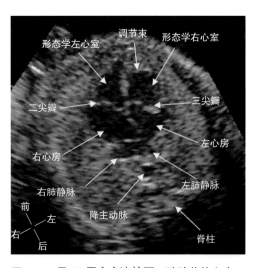

图 7.24　孕 22 周房室连接不一致胎儿的心尖四腔心切面。左侧心房连接肺静脉，并与具有调节束和房室瓣附着位置较低的形态学右心室相连。右侧心房与内壁较为光滑和房室瓣位置较高的形态学左心室相连

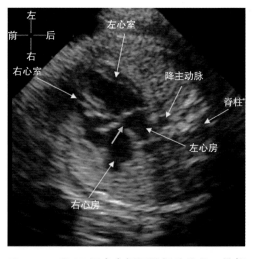

图 7.25　孕 27 周房室间隔缺损胎儿的二维超声图像。两组房室瓣位于同一水平。房室瓣平面略上方存在较小的第一房间隔缺损（黄色箭头）。胎儿核型分析显示为 21– 三体

胎儿心脏检查时常规应用[38]。图 7.17 和图 7.19 的四腔心切面伴有明显的形态学异常，常规产科检查中即使没有彩色多普勒血流成像也可检出。在这样的病例中，多普勒的应用有助于评估瓣膜功能异常的严重程度，为随访患者制订最佳的围生期处理方案。图 7.26 和图 7.27 中，彩色多普勒血流成像在初级产科检查中的应用提高了发现先天性心脏病的可能性，从而可以避免漏诊。

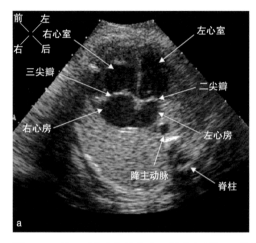
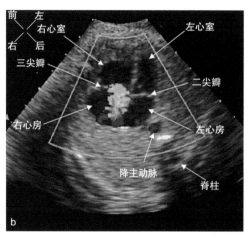

图 7.26　孕 32 周胎儿的心尖四腔心切面。二维图像（a）显示右心室较左心室大，但符合孕龄正常范围。彩色血流图（b）意外发现了至少中度的三尖瓣反流。进一步检查发现还合并有动脉导管的重度缩窄

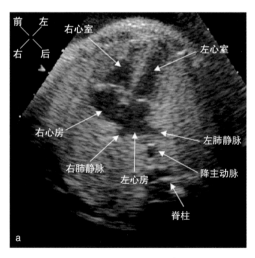
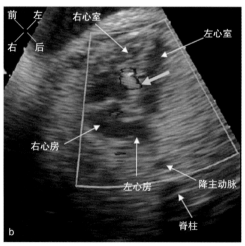

图 7.27　孕 30 周胎儿的心尖四腔心切面。二维图像（a）看似完全正常。收缩期彩色血流图（b）显示存在较小的肌部室间隔缺损（黄色箭头），提示需要进一步检查，结果发现胎儿还合并有大动脉转位

（译者：魏薪）

Movie 动态图 7-1　四腔心切面：孕 23 周正常胎儿心尖四腔心切面显示各房室结构，右心室内（箭头）调节束及凸入左心房的卵圆孔瓣（＊）。LA，左心房；LV，左心室；RA，右心房；RV，右心室；LIPV，左下肺静脉；RIPV，右下肺静脉；DAO，降主动脉；SP，脊柱；L，左；R，右

Movie 动态图 7-2　四腔心切面：孕 24 周正常胎儿胸骨旁四腔心切面显示各房室结构，房间隔中份卵圆孔及凸入左心房内的卵圆孔瓣（箭头）。LA，左心房；LV，左心室；RA，右心房；RV，右心室；DAO，降主动脉；SP，脊柱

Movie 动态图 7-3　四腔心切面：孕 24 周正常胎儿胸骨旁四腔心切面彩色血流图显示左、右房室瓣跨瓣血流，以及房间隔中份卵圆孔处右心房向左心房的蓝色分流。LA，左心房；LV，左心室；RA，右心房；RV，右心室；DAO，降主动脉；PV，肺静脉

Movie 动态图 7-4　四腔心切面：孕 23 周正常胎儿四腔心切面测量心脏（白色虚线）和胸腔（黄色虚线）周长。LA，左心房；LV，左心室；RA，右心房；RV，右心室；LIPV，左下肺静脉；RIPV，右下肺静脉；DAO，降主动脉；SP，脊柱；L，左；R，右；箭头，调节束；＊，卵圆孔瓣

Movie 动态图 7-5　四腔心切面：孕 23 周正常胎儿四腔心切面测量心脏（白色圆圈）和胸腔（黄色圆圈）面积。LA，左心房；LV，左心室；RA，右心房；RV，右心室；LIPV，左下肺静脉；RIPV，右下肺静脉；DAO，降主动脉；SP，脊柱；L，左；R，右；箭头，调节束；＊，卵圆孔瓣

Movie 动态图 7-6　四腔心切面：孕 25 周二尖瓣闭锁胎儿四腔心切面显示左房室明显狭小，二尖瓣（箭头）增厚、开闭活动僵硬。LA，左心房；LV，左心室；RA，右心房；RV，右心室；DAO，降主动脉；SP，脊柱；L，左；R，右

Movie 动态图 7-7　四腔心切面：孕 25 周二尖瓣闭锁胎儿四腔心切面彩色多普勒血流图显示舒张期二尖瓣位（箭头）无正常跨瓣血流信号，三尖瓣红色跨瓣血流信号正常。LA，左心房；LV，左心室；RA，右心房；RV，右心室；DAO，降主动脉；SP，脊柱；L，左；R，右

Movie 动态图 7-8　四腔心切面：孕 17 周三尖瓣闭锁胎儿四腔心切面彩色多普勒血流图显示右房室明显狭小，舒张期三尖瓣位无正常瓣膜形态结构，呈带状强回声；室间隔上份连续性中断（箭头）。LA，左心房；LV，左心室；RA，右心房；RV，右心室；DAO，降主动脉；SP，脊柱

动态图 7-9　四腔心切面：孕 17 周三尖瓣闭锁胎儿四腔心切面彩色多普勒血流图显示舒张期三尖瓣位无正常跨瓣血流信号，二尖瓣红色跨瓣血流信号正常；室间隔上份室间隔缺损处双向分流（箭头）。LA，左心房；LV，左心室；RA，右心房；RV，右心室；DAO，降主动脉；SP，脊柱

动态图 7-10　四腔心切面：孕 29 周三尖瓣下移畸形胎儿四腔心切面显示右心房增大，三尖瓣隔瓣（大箭头）向心尖移位，前瓣（小箭头）冗长呈帆状。LA，左心房；LV，左心室；RA，右心房；RV，右心室；DAO，降主动脉；L，左；R，右

动态图 7-11　四腔心切面：孕 29 周三尖瓣下移畸形胎儿四腔心切面彩色多普勒血流图显示收缩期自三尖瓣关闭点到右心室腔内的重度反流（白色箭头）。LA，左心房；LV，左心室；RA，右心房；RV，右心室；DAO，降主动脉；L，左；R，右

动态图 7-12　四腔心切面：孕 24 周矫正型大动脉转位胎儿四腔心切面显示房室连接不一致

动态图 7-13　四腔心切面：孕 27 周完全性心内膜垫缺损胎儿四腔心切面显示室间隔上份与房间隔下份连续性中断（大箭头），心内"十字"交叉结构消失，见共同房室瓣开闭。LA，左心房；LV，左心室；RA，右心房；RV，右心室；DAO，降主动脉；SP，脊柱；L，左；R，右；小箭头示卵圆孔

动态图 7-14　四腔心切面：孕 25 周肺动脉瓣重度狭窄胎儿四腔心切面显示右心室偏小，三尖瓣开放欠佳。LA，左心房；LV，左心室；RA，右心房；RV，右心室；DAO，降主动脉；SP，脊柱；L，左；R，右

动态图 7-15　四腔心切面：孕 25 周肺动脉瓣重度狭窄胎儿四腔心切面彩色多普勒血流图显示舒张期三尖瓣前向血流束窄，收缩期反流束达右心房顶部。LA，左心房；LV，左心室；RA，右心房；RV，右心室；DAO，降主动脉；SP，脊柱；L，左；R，右

动态图 7-16　四腔心切面：孕 23 周肌部室间隔缺损胎儿胸骨旁四腔心切面彩色多普勒血流图显示室间隔近心尖处双向分流束（箭头）。LA，左心房；LV，左心室；RA，右心房；RV，右心室

动态图 7-17　四腔心切面：孕 25 周心脏横纹肌瘤胎儿四腔心切面显示右心室心尖部实性占位（MASS）。LA，左心房；LV，左心室；RA，右心房；RV，右心室；DAO，降主动脉；SP，脊柱；L，左；R，右

参考文献

1. Allan LD, Tynan MJ, Campbell S et al (1980) Echo - cardiographic and anatomical correlates in the fetus. Br Heart J 44:444-451

2. Cook AC, Yates RW, Anderson RH. (2004) Normal and abnormal fetal cardiac anatomy. Prenat Diagn 24:1032-1048

3. Paladini D, Chita SK, Allan LD (1990) Prenatal measurement of cardiothoracic ratio in evaluation of heart disease. Arch Dis Child 65:20-23

4. Rikitake N, Takechi T, Suzuki K et al (1981) Fetal echocardiography: structural evaluation of the fetal heart and prenatal diagnosis of congenital heart disease J Cardiogr 11:1319-1327

5. DeVore GR (1985) The prenatal diagnosis of congenital heart disease-a practical approach for the fetal sonographer J Clin Ultrasound 4:229-245

6. Copel JA, Pilu G, Green J et al (1987) Fetal echocardiographic screening for congenital heart disease: the importance of the four-chamber view. Am J Obstet Gynecol 157:648-655

7. Hess DB, Hess LW, Carter GA et al (1998) Obtaining the four-chamber view to diagnose fetal cardiac anomalies. Obstet Gynecol Clin North Am 25:499-515

8. Chaoui R, Bollmann R, Goldner B et al (1994) Fetal cardiomegaly: echocardiographic findings and outcome in 19 cases Fetal Diagn Ther 9:92-104

9. Allan LD, Joseph MC, Boyd EGC et al (1982) Mmode echocardiography in the developing human fetus. Br Heart J 47:573-583

10. Tan J, Silverman NH, Hoffman JI et al (1992) Cardiac dimensions determined by cross-sectional echocardiography in the normal human fetus from 18 weeks to term. Am J Cardiol 70:1459-1467

11. Gembruch U, Shi C, Smrcek JM (2000) Biometry of the fetal heart between 10 and 17 weeks of gestation. Fetal Diagn Ther 15:20-31

12. Firpo C, Hoffman JI, Silverman NH (2001) Evaluation of fetal heart dimensions from 12 weeks to term. Am J Cardiol 87:594-600

13. Veille JC, Sivakoff M, Nemeth M (1990) Evaluation of the human fetal cardiac size and function. Am J Perinatol 7:54-59

14. Sharland GK, Allan LD (1992) Normal fetal cardiac measurements derived by cross-sectional echocardiography. Ultrasound Obstet Gynecol 2:175-181

15. St. John Sutton MG, Gewitz MH, Shah B et al (1984) Quantitative assessment of growth and function of the cardiac chambers in the normal human fetus: a prospective longitudinal echocardiographic study. Circulation 69:645-654

16. Huhta JC (2004) Guidelines for the evaluation of heart failure in the fetus with or without hydrops. Pediatr Cardiol 25:274-286

17. Reed KL, Meijboom EJ, Sahn DJ et al (1986) Cardiac Doppler flow velocities in human fetuses. Circulation 73:41-46

18. Choi JY, Noh CI, Yun YS (1991) Study on Doppler waveforms from the fetal cardiovascular system. Fetal Diagn Ther 6:74-83

19. Van der Mooren K, Barendregt LG, Wladimiroff JW (1991) Fetal atrioventricular and outflow tract flow velocity waveforms during normal second half of pregnancy. Am J Obstet Gyencol 165:668-674

20. Copel JA, Hobbins JC, Kleinman CS (1991) Doppler echocardiography and color flow

mapping. Obstet Gynecol Clin North Am 18:845-851

21. Rice MJ, McDonald RW, Sahn DJ (1993) Contributions of color Doppler to the evaluation of cardiovascular abnormalities in the fetus. Semin Ultrasound CT MR 14:277-285

22. Chaoui R, Bollmann R (1994) Fetal color-Doppler echocardiography. Part 1: general principles and normal findings. Ultraschall Med 15:100-104

23. Chaoui R, Bollmann R (1994) Fetal color Doppler echocardiography. Part 2: abnormalities of the heart and great vessels. Ultraschall Med 15:105-111

24. Marx GR (1995) Doppler color flow echocardiography: indispensable application to congenital heart disease. Echocardiography 12:413-424

25. Chaoui R, McEwing R (2003) Three cross-sectional planes for fetal color Doppler echocardiography. Ultrasound Obstet Gynecol 21:81-93

26. Allan L (2004) Technique of fetal echocardiography. Pediatr Cardiol 25:223-233

27. Messing B, Porat S, Imbar T et al (2005) Mild tricuspid regurgitation: a benign fetal finding at various stages of pregnancy Ultrasound Obstet Gynecol 26:606-609

28. Yagel S (2006) Mild tricuspid regurgitation: a benign fetal finding at various stages of gestation. Ultrasound Obstet Gynecol 27:102-103

29. Allan L, Anderson R, Sullivan I et al (1983) Evaluation of fetal arrhythmias by echocardiography. Br Heart J 50:240-245

30. Kleinman C, Donnerstein R, Jaffe C et al (1983) Fetal echocardiography. A tool for evaluation of in utero cardiac arrhythmias and monitoring of in utero therapy: analysis of 71 patients. Am J Cardiol 51:237

31. Steinfeld L, Rappaport H, RossbachH et al (1986) Diagnosis of fetal arrhythmias using echocardiographic and Doppler techniques. J Am Coll Cardiol 8:1425-1433

32. Strasburger JF, Huhta JC, Carpenter RJ et al (1986) Doppler echocardiography in the diagnosis and management of persistent fetal arrhythmias. J Am Coll Cardiol 7:1386-1391

33. Reed KL, Sahn DJ, Marx GR et al (1987) Cardiac Doppler flows during fetal arrhythmias: physiological consequences. Obstet Gynecol 70:1-6

34. Kenny JF, Plappert T, Doubilet P et al (1986) Changes in intracardiac blood flow velocities and right and left ventricular stroke volumes with ges-74 Echocardiographic Anatomy in the Fetus CHAPTER 7 • The Four-Chamber View 75 tational age in the normal human fetus: a prospective Doppler echocardiographic study. Circulation 74:1208-1216

35. De Smedt MCH, Visser GHA, Meijboom EJ (1987) Fetal cardiac output estimated by doppler echocardiography during mid- and late gestation. Am J Cardiol 60:338-342

36. Schmidt KG, Silverman NH, Van Hare GF et al (1990) Two-dimensional echocardiographic determination of ventricular volumes in the fetal heart. Circulation 81:325-333

37. Chaoui R (2003) The four-chamber view: four reasons why it seems to fail in screening for cardiac abnormalities and suggestions to improve detection rate. Ultrasound Obstet Gynecol 22:3-10

38. Comstock CH (2000) What to expect from routine midtrimester screening for congenital heart disease. Semin Perinatol 24:331-342

第八章

五腔心切面

一、基本切面

从四腔心切面向头侧倾斜，可在两组房室瓣之间显示楔形的左心室流出道。进一步向头侧倾斜，则可显示主动脉瓣以及主动脉根部（图8.1）。

二、正常形态

在五腔心切面中，主动脉根部和主动脉瓣作为第5心腔位于心脏的中

央，两侧分别为左、右心房（图8.2，图8.3）。前方为左心室流入道（经二尖瓣）、流出道和小梁部，以及部分右心室小梁部。后方为与左心房相连的2支上肺静脉以及与右心房相连的上腔静脉。

三、正常超声心动图：二维图像

正常情况下，五腔心切面的前方仅显示部分右心室小梁部。事实上，当显示出 Valsalva 窦时，三尖瓣以及右心

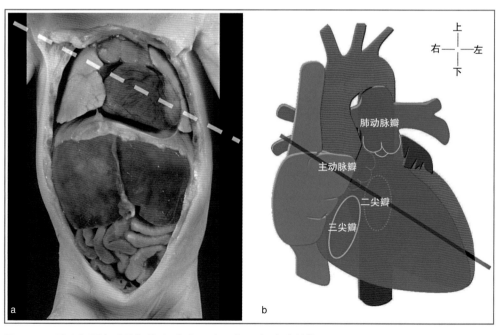

图 8.1 五腔心切面在胎儿躯体（a）和心脏示意图（b）中的位置

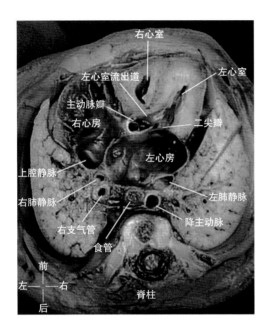

图 8.2 胎儿大体标本的仰视图模拟显示五腔心切面。左心室流出道和主动脉瓣位于心脏中央。如图所示，左心室流入道、小梁部、流出道以及部分右心室小梁部位于前方，而左、右心房顶部位于后方。此外，切面还显示上腔静脉的右心房开口以及左、右上肺静脉与左心房交界处。在此切面中，降主动脉、食管和右支气管位于左心房后壁与脊柱之间

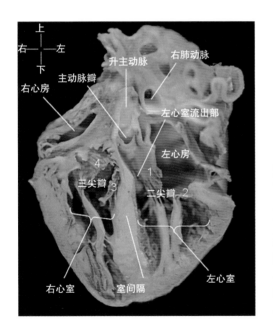

图 8.3 胎儿离体心脏标本模拟显示五腔心切面。该切面可显示二尖瓣前瓣（1）和后瓣（2）以及左心房与左心室流入道。左心室流出道也可同时显示，它仅靠二尖瓣前瓣与流入道分隔。切面未能显示右心室流入道，仅见三尖瓣隔瓣（3）和前瓣（4）的游离缘。左、右心室小梁部均能在此切面显示。标本还显示了室间隔与主动脉根部前壁的连续性以及二尖瓣前瓣与主动脉根部后壁的连续性

室流入道由于位于该切面下方而无法显示。切面左前方为左心室流入道、小梁部及流出道，偏后方为 2 支肺静脉汇入左心房处以及上腔静脉汇入右心房处。降主动脉位于左心房后壁与脊柱之间（图 8.4a）。

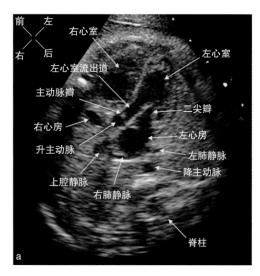
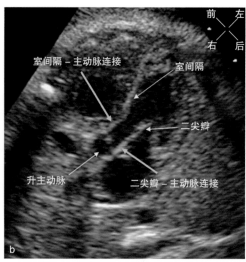

图 8.4　孕 28 周正常胎儿的五腔心切面图（a）。图 8.3 所示解剖标本中的大多数结构都可在此图中显示。图像放大后（b）可显示室间隔流出部与主动脉前壁的连续性以及二尖瓣前瓣与主动脉后壁的连续性（黄色箭头）

　　五腔心切面可显示二尖瓣前瓣与主动脉根部的连续性。此外，该切面对于评估室间隔流出部与主动脉根部前壁的连续性尤为适用（图 8.4b）。此切面与左心室长轴切面（较难显示）相结合，可明确主动脉瓣下的室间隔缺损是否合并主动脉骑跨[1-4]。

　　正常情况下，主动脉根部走行于心轴的右侧，因此在五腔心切面中，主动脉根部长轴与室间隔长轴之间呈钝角。当完全型大动脉转位时，这种关系消失，与左心室相连的肺动脉长轴几乎与室间隔长轴平行[5]（图 8.5）。

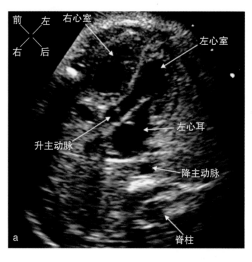
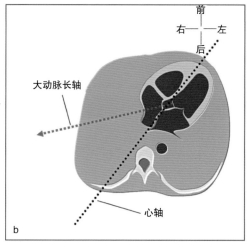

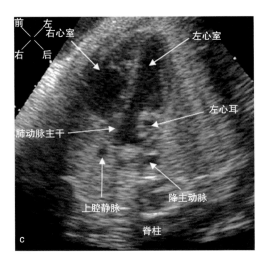

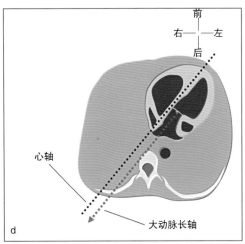

图 8.5　正常胎儿的五腔心切面（a）及其示意图（b）和大动脉转位胎儿的五腔心切面（c）及其示意图（d）。黑色虚线表示室间隔（和心脏）的长轴，而红色虚线表示与左心室相连的大动脉长轴。正常心脏中，心轴与大动脉长轴之间呈钝角，而大动脉转位时，大动脉长轴几乎与心轴平行。可通过肺动脉的左右分支进行识别

四、正常超声心动图：彩色血流成像及脉冲多普勒

心尖五腔心切面非常便于左心室流入道和流出道的彩色血流成像和多普勒检查，可用于评估二尖瓣、左心室流出道和主动脉瓣（图 8.6）。

在此切面进行多普勒检查时，将取样容积置于室间隔与二尖瓣前瓣之间，可同时检测舒张期的二尖瓣前向血流和收缩期的主动脉前向血流（图 8.7a），从而能有效地评估胎儿心律。为得到更理想的结果，

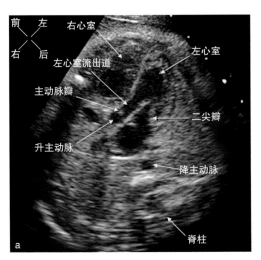

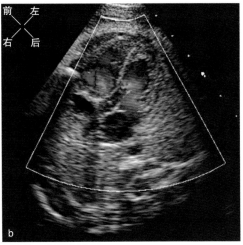

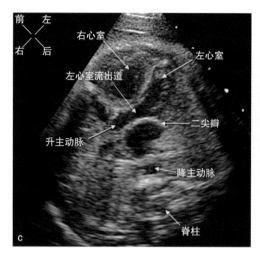
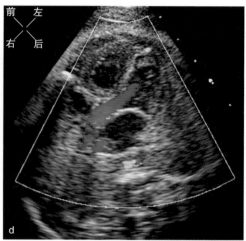

图 8.6   孕 22 周正常胎儿心尖五腔心切面的二维图像（a，c）和彩色血流图（b，d）。舒张期（a，b），二尖瓣开放及左心室充盈（红色）。此时左心室流出道没有血流进入，同时主动脉瓣处于关闭状态。收缩期（c，d），二尖瓣关闭，左心室血流经流出道进入主动脉根部（蓝色）

通常会设置较大的取样容积（5~10mm）。二尖瓣前向血流频谱的 A 波频率代表心房率，左心室流出道前向血流频谱的 V 波频率代表心室率[6]（图 8.7b）。图 8.8 展示了应用此方法诊断的 2 例心律失常。

五腔心切面也非常适用于主动脉瓣及瓣下水平左心室流出道梗阻的评估（图 8.9，图 8.10）。

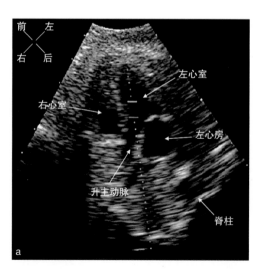
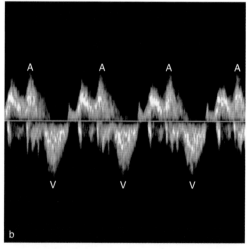

图 8.7   五腔心切面的二维图像显示左心室流入 – 流出道的多普勒检查时取样容积放置位置（a）及多普勒频谱（b）。二尖瓣的血流频谱位于基线上方，A 波表示心房收缩。左心室流出道的频谱则位于基线下方，V 波表示心室收缩。A 波节律规整，每次心房收缩后均出现心室收缩，由此可认定为正常窦性心律

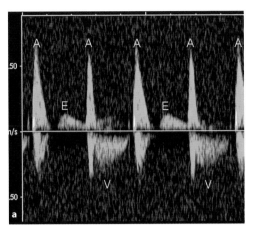
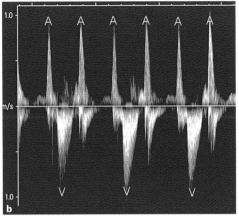

图 8.8　左心室流入－流出道的多普勒频谱评估胎儿心律。房性早搏二联律伴早搏未下传（a），第 1、3、5 个 A 波提前出现，其前方没有左心室被动充盈的 E 波，后方也没有心室收缩的 V 波。房室传导阻滞呈 2∶1 下传（b），心房（A）与心室（V）规律收缩，但 2 次规律的心房收缩后仅出现 1 次心室收缩

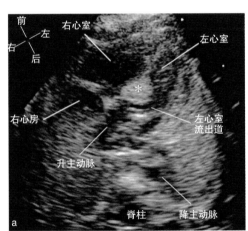
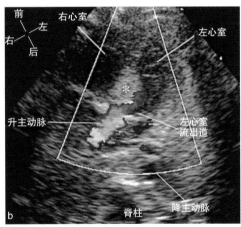

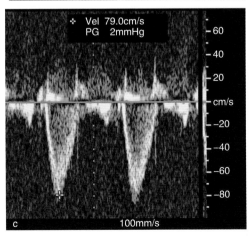

图 8.9　孕 35 周胎儿因室间隔单发肿瘤（黄色星号）导致的左心室流出道梗阻。二维图像（a）显示室间隔小梁部中段的局限性肿瘤凸向主动脉瓣下。肿瘤内部回声均质且略高于周围心肌。由于肿瘤凸向左侧，左心室流出道管径减小。尽管肿瘤有一定大小，同时左心室流出道变窄，但左心室流出道并未出现异常血流（b）。同一病例的左心室流出道脉冲多普勒检查（c），取样容积位于主动脉瓣水平。频谱显示峰值流速为 79.0cm/s，属于正常范围

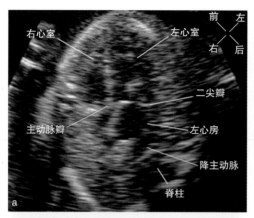
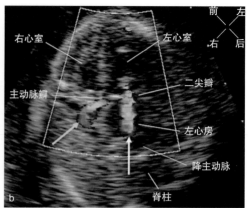
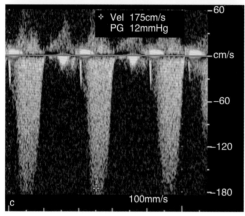

图 8.10　孕 22 周重度主动脉瓣狭窄胎儿的五腔心切面。二维图像（a）显示左心腔中度增大。动态图证实左心室收缩功能减退。由于存在心内膜弹力纤维增生，二尖瓣瓣下结构增厚，回声增强。主动脉瓣增厚，收缩期僵硬呈圆顶形。彩色血流图（b）显示两束不同的血流：狭窄主动脉瓣的血流束（黄色箭头）和二尖瓣反流束（白色箭头）。同一病例的升主动脉脉冲多普勒检查（c），取样容积位于主动脉瓣上。由于左心室收缩功能减退，尽管主动脉瓣重度狭窄，但其峰值压差相对较低（12mmHg）

　　如果室间隔缺损发生于主动脉瓣下，此切面将无法准确评估心室 – 大动脉连接的类型（图 8.11~8.14）。事实上，不同的心内畸形可在此切面上获得相似的图像，比如单纯对位不良型室间隔缺损与合并或不合并肺动脉瓣闭锁的法洛四联症[7-9]。另外，由于该切面角度的限制，最好在左心室长轴切面评估主动脉骑跨的程度。

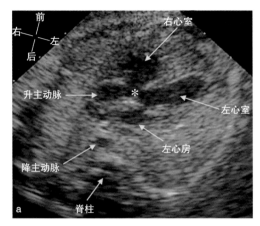
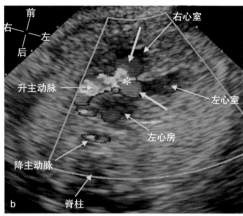

图 8.11 孕 27 周典型法洛四联症胎儿的五腔心切面。二维图像（a）显示主动脉瓣下室间隔缺损（白色星号），主动脉根部骑跨于室间隔顶端。切面后方的降主动脉位于脊柱右侧，提示为右位主动脉弓。收缩期彩色血流图（b）显示左心室及右心室的血流进入主动脉（黄色箭头），但由于血流相对声束的方向不同，前者显示为红色，后者为蓝色

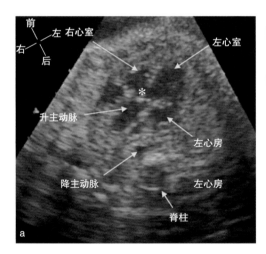
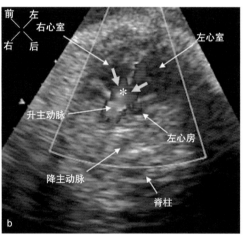

图 8.12 孕 31 周法洛四联症合并肺动脉瓣闭锁胎儿的五腔心切面。此切面无法区分典型法洛四联症与合并肺动脉瓣闭锁的法洛四联症。二维图像（a）显示主动脉瓣下较大的室间隔缺损（白色星号），同时伴有主动脉骑跨。降主动脉位于脊柱右前方，提示为右位主动脉弓。彩色血流图（b）显示左、右心室的血流进入主动脉根部（黄色箭头）。由于背离声束方向，血流均显示为蓝色

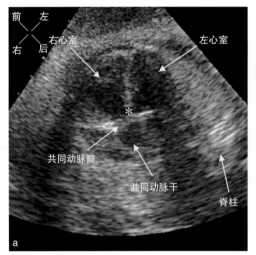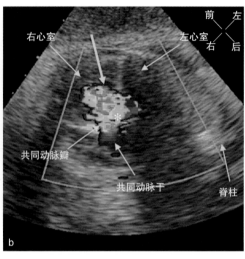

图 8.13 孕 37 周共同动脉干胎儿的五腔心切面。二维图像（a）显示共同动脉干下的室间隔缺损（白色星号）。共同动脉干根部增宽，骑跨室间隔缺损且大部分与右心室相连。动态图显示动脉瓣增厚，收缩期开放受限。舒张期彩色血流图（b）显示动脉瓣重度反流入右心室（黄色箭头）

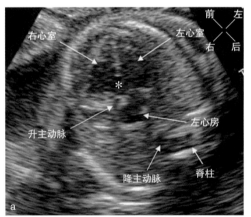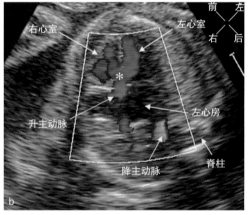

图 8.14 孕 23 周对位不良型室间隔缺损合并主动脉弓离断及右位主动脉弓胎儿的五腔心切面。二维图像（a）显示左、右心室发育良好且位置正常，主动脉瓣下存在较大的室间隔缺损（白色星号）。主动脉根部、瓣环及瓣叶均偏小。降主动脉位于脊柱右侧，提示为右位主动脉弓。彩色血流图（b）证实主动脉根部前向血流束变窄，降主动脉位于右侧

（译者：张晓玲）

Movie 动态图 8-1 五腔心切面：孕正常 24 周胎儿五腔心切面。LA，左心房；LV，左心室；RA，右心房；RV，右心室；AO，主动脉；SP，脊柱

Movie 动态图 8-2 五腔心切面：孕 27 周肺动脉闭锁合并室间隔缺损胎儿五腔心切面显示主动脉瓣下巨大室间隔缺损（箭头），同时伴有主动脉骑跨。LA，左心房；LV，左心室；RV，右心室；AO，主动脉；SP，脊柱

Movie 动态图 8-3 五腔心切面：孕 27 周肺动脉闭锁合并室间隔缺损胎儿五腔心切面彩色多普勒血流图显示左右心室的血流经室间隔缺损（短箭头）进入主动脉根部。主动脉左侧探及肺动脉分支内血流（长箭头）。LA，左心房；LV，左心室；RV，右心室；AO，主动脉；SP，脊柱

Movie 动态图 8-4 五腔心切面：孕 25 周膜周对位不良型室间隔缺损胎儿五腔心切面显示室间隔上份连续性中断，主动脉骑跨于室间隔之上。LA，左心房；LV，左心室；RV，右心室；AO，主动脉

Movie 动态图 8-5 五腔心切面：孕 25 周膜周对位不良型室间隔缺损胎儿五腔心切面彩色多普勒血流图显示收缩期左右心室的血流经室间隔缺损进入主动脉根部。LA，左心房；LV，左心室；RV，右心室；AO，主动脉

Movie 动态图 8-6 五腔心切面：孕 31 周膜周型室间隔缺损胎儿五腔心切面显示位于室间隔上份缺损（箭头）的双向分流束。LA，左心房；LV，左心室；RV，右心室；RA，右心房；AO，主动脉；VSD，室间隔缺损

Movie 动态图 8-7 五腔心切面：孕 31 周膜周型室间隔缺损胎儿五腔心切面彩色多普勒血流图显示位于室间隔上份缺损（箭头），该缺损紧邻主动脉瓣下。LA，左心房；LV，左心室；RV，右心室；AO，主动脉；SP，脊柱；VSD，室间隔缺损

Movie 动态图 8-8 五腔心切面：孕 27 周完全性心上型肺静脉异位引流胎儿五腔心切面显示左心房后方共同肺静脉干（CPV），左心房与降主动脉间距增大。LA，左心房；LV，左心室；RV，右心室；RA，右心房；AO，主动脉；DAO，降主动脉；SP，脊柱

Movie 动态图 8-9 五腔心切面：孕 27 周二叶主动脉瓣伴狭窄胎儿的左心室长轴切面显示升主动脉狭窄后扩张。LA，左心房；LV，左心室；RV，右心室；RA，右心房；AO，主动脉

动态图 8-10　五腔心切面：孕 26 周主肺动脉间隔缺损胎儿的五腔心切面二维与彩色多普勒血流图显示升主动脉与肺动脉间隔连续性中断及分流（箭头）。LA，左心房；LV，左心室；RV，右心室；RA，右心房；AO，主动脉；AAO，升主动脉；DAO，降主动脉

参考文献

1．Yoo SJ, Lee YH, Cho KS et al (1999) Sequential segmental approach to fetal congenital heart disease. Cardiol Young 9:430-444

2．Allan LD (2000) A practical approach to fetal heart scanning. Semin Perinatol 24:324-330

3．Barboza JM, Dajani NK, Glenn LG et al (2002) Prenatal diagnosis of congenital cardiac anomalies: a practical approach using two basic views. Radiographics 22:1125-1137

4．Sivanandam S, Glickstein JS, Printz BF et al (2006) Prenatal diagnosis of conotruncal malformations: diagnostic accuracy, outcome, chromosomal abnormalities, and extracardiac anomalies. Am J Perinatol 23:241-245

5．De Geeter B (2004) renatal diagnosis of transposition of great vessels. Arch Mal Coeur Vaiss 97:580-581

6．Steinfeld L, Rappaport H, Rossbach H et al (1986) Diagnosis of fetal arrhythmias using echocardiographic and Doppler techniques. J Am Coll Cardiol 8:1425-1433

7．Yoo SJ, Lee YH, Kim ES et al (1999) Tetralogy of Fallot in the fetus: findings at targeted sonography. Ultrasound Obstet Gynecol 14:29-37

8．Pepas LP, Savis A, Jones A et al (2003) An echocardiographic study of tetralogy of Fallot in the fetus and infant. Cardiol Young 13:240-247

9．Tongsong T, Sittiwangkul R, Chanprapaph P et al (2005) Prenatal sonographic diagnosis of tetralogy of Fallot. J Clin Ultrasound 33:427-431

第九章

三血管切面

一、概述

三血管切面为胎儿胸腔上部的横切面，将扫查平面由四腔心切面向头侧移动至胎儿上纵隔处即可获得该切面。三血管切面与胎儿躯体长轴垂直，易于显示，也容易理解。大多数累及心室流出道和（或）大动脉的严重病变均可导致三血管切面异常，因此可以将此切面作为检查心室流出道的方法之一[1-8]。图

9.1 示三血管切面在胎儿躯体及心脏示意图上的位置。

二、正常形态

正常三血管切面中，肺动脉主干最宽，位于左前方；上腔静脉最窄，位于右后方；升主动脉位于二者之间。正常情况下，三血管切面显示肺动脉主干的斜切面以及升主动脉与上腔静脉的圆形横切面。

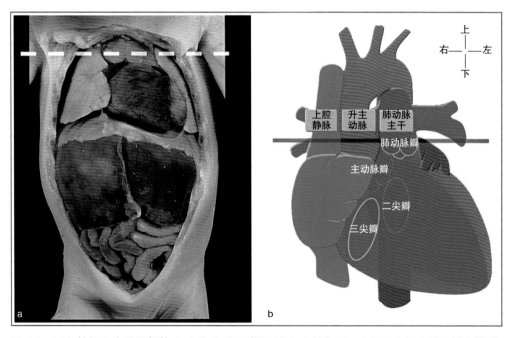

图 9.1　三血管切面在胎儿躯体（a）和心脏示意图（b）中的位置。此切面上三血管呈横向排列，且肺动脉位于升主动脉左侧

右肺动脉起自肺动脉主干并与之近似垂直，于升主动脉和上腔静脉后方走行至右侧肺门。左肺动脉则为肺动脉主干的直接延续，近似于矢状面走行。后纵隔内可看到左主支气管、右主支气管、降主动脉以及食管的横切面（图9.2）。

三、正常超声心动图：二维图像

正常三血管切面上，肺动脉主干、升主动脉和上腔静脉呈斜行排列，且直径递减。肺动脉主干最宽，最靠左前；上腔静脉最窄，最靠右后；升主动脉的直径和位置均在两者之间，而降主动脉位于脊柱左后方。将此切面稍向尾侧和左侧倾斜，通常可显示肺动脉主干及其左右分支。应用高分辨率超声检查，可显示后纵隔内的左、右主支气管和脊柱右前方的正常奇静脉。由于正常胎儿的食管管腔闭合，超声通常难以识别（图9.3）。

关于各孕周三血管直径的正常值已有报道。然而，在实际评估血管直径时，通常把升主动脉直径等于或小于上腔静脉直径，或小于同一切面上降主动脉直径的情况定义为升主动脉变窄；把肺动脉直径等于或小于升主动脉直径定义为肺动脉变窄。图9.4演示了如何在此切面上评估三血管的空间位置、大小及形状。

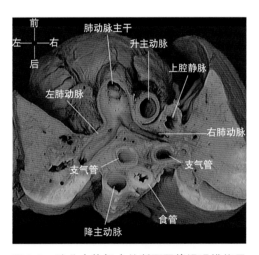

图9.2　胎儿大体标本的断面图俯视观模拟显示三血管切面。肺动脉主干斜切面位于左前方，并分支为左、右肺动脉，右肺动脉走行于升主动脉和上腔静脉后方。上腔静脉位于右后方，而升主动脉位于二者之间。后纵隔内可见左主支气管、右主支气管、食管及降主动脉

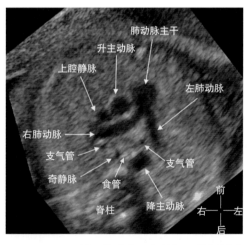

图9.3　孕28周正常胎儿三血管切面的仰视观图像。所有结构的标示均与解剖标本相同。由于正常胎儿的食管管腔闭合，超声难以识别。此切面还可显示位于脊柱右侧的正常奇静脉

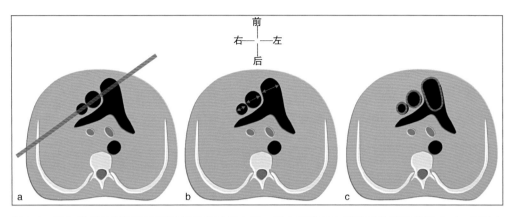

图 9.4　三血管切面仰视观示意图显示肺动脉主干、升主动脉和上腔静脉的空间位置（a）、相对大小（b）和形态差异（c）

四、正常超声心动图：彩色血流成像及脉冲多普勒

在三血管切面上，彩色血流成像对血流的评估作用有限。当切面真正位于水平位时，由于上腔静脉和升主动脉与声束垂直，无法获得良好的血管内血流信号。然而，当经前胸扫查显示肺动脉主干切面时声束几乎与肺动脉平行，可很好地显示血流信号。稍微调整探头，可以显示左、右肺动脉进入各自肺门的血流（图 9.5）。虽然三血管切面也可评估肺动脉主干的血流，但在矢状面及旁矢状面显示动脉导管长轴切面或右心室流出道长轴切面时，更易于调整取样线和取样容积的位置，这些切面将在各自章节中详细描述。不过，三血管切面是评估右肺动脉血流的最佳平面。由于右肺动脉的解剖特点，声束可经胎儿胸腔侧面扫查，从而得到与声束平行的最佳右肺动脉切面。

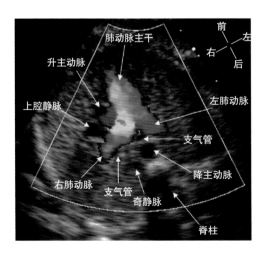

图 9.5　孕 34 周正常胎儿三血管切面的收缩期彩色血流图。由于血管与声束垂直，升主动脉内仅可见微弱血流信号，而上腔静脉内未见血流信号。但是肺动脉主干及其分支血管的血流信号可清晰显示

五、三血管切面异常

根据 Yoo 等[1] 的研究，三血管切面异常可以分为 4 种类型。

（1）血管内径异常。表现为三血管中的一条或多条血管内径扩张或变窄（图 9.6~9.8）。

（2）血管空间位置异常。表现为三血管不在一条直线上。这种异常通常发生于对位不良型室间隔缺损，可单独出

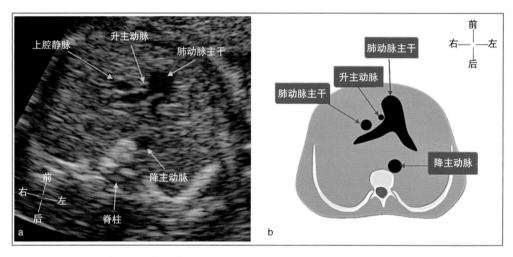

图 9.6 孕 23 周心脏发育不良综合征胎儿的三血管切面（a）及其示意图（b）。升主动脉直径明显小于肺动脉和上腔静脉。妊娠中期检查时，即便使用高分辨率超声检查，也会因为血管太小而难以识别

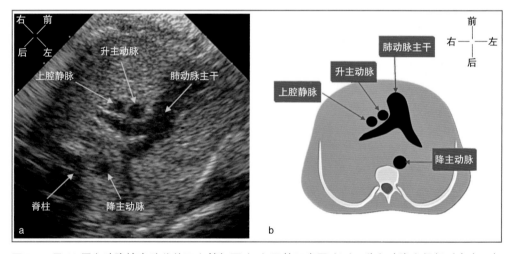

图 9.7 孕 31 周主动脉缩窄胎儿的三血管切面（a）及其示意图（b）。升主动脉直径相对变窄，与上腔静脉相近。三血管位置排列正常

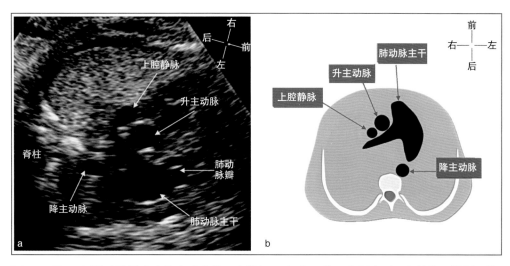

图 9.8　孕 31 周肺动脉瓣中度狭窄胎儿的三血管切面（a）及其示意图（b）。血管位置排列正常。肺动脉主干因瓣膜狭窄后扩张而增宽

现，也可合并法洛四联症。这种位置异常大多数都会伴有血管内径的异常（图9.9，图 9.10）。图 9.11 显示一种罕见病变——主肺动脉窗的三血管切面。

（3）血管排列顺序异常。表现为三血管并非按正常顺序从左到右排列。这种异常可发生于完全型大动脉转位、矫正型大动脉转位和大动脉错位，而大动

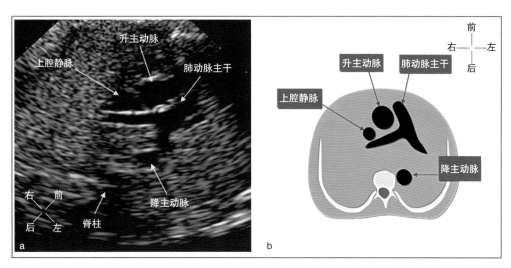

图 9.9　孕 32 周典型法洛四联症胎儿的三血管切面（a）及其示意图（b）。肺动脉直径小于升主动脉，两血管直径的比例是预测肺循环血流梗阻程度的一种有效方式。值得注意的是，升主动脉还存在一定程度的前移

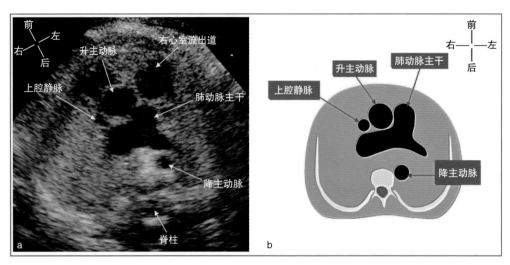

图 9.10 孕 36 周法洛四联症伴肺动脉瓣缺如胎儿的三血管切面（a）及其示意图（b）。肺动脉主干及右肺动脉呈典型的瘤样扩张。升主动脉扩张并前移

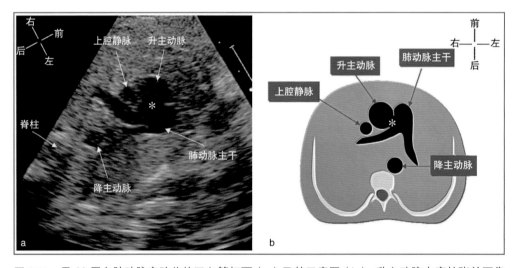

图 9.11 孕 32 周主肺动脉窗胎儿的三血管切面（a）及其示意图（b）。升主动脉中度扩张并更靠右前。升主动脉和肺动脉主干间正常分隔的管壁缺失（白色星号）。动态图像显示 2 条大动脉收缩期搏动均增加。经此切面无法推测出同时合并的主动脉弓离断

脉错位最常见于右心室双出口，但也有例外（图 9.12~9.14）。

（4）血管数量异常。表现为血管数量增加或减少。切面上可能只有 2 支血管，也可能出现 4 支血管，增加的血管通常是与正常右上腔静脉合并出现的永存左上腔静脉。少数情况下，如心上型完全性肺静脉异位引流，切面

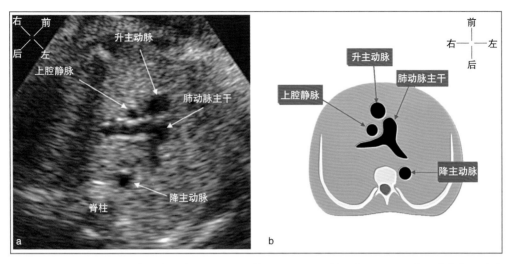

图 9.12　孕 34 周完全型大动脉转位胎儿的三血管切面（a）及其示意图（b）。升主动脉位于肺动脉主干右前方，三血管的排列比正常"拥挤"，这是完全型大动脉转位最常见的血管排列类型，但也有例外

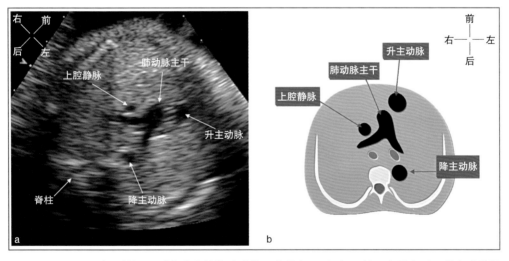

图 9.13　孕 27 周先天性矫正型大动脉转位胎儿的三血管切面（a）及其示意图（b）。升主动脉最靠左前，而肺动脉主干位于升主动脉和上腔静脉之间

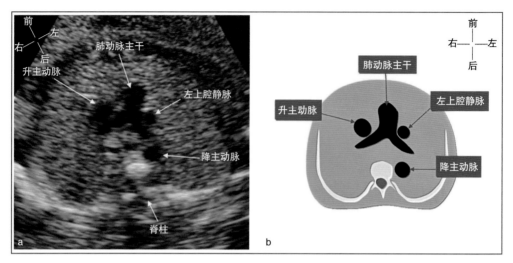

图 9.14　孕 23 周永存左上腔静脉伴右上腔静脉缺如胎儿的三血管切面（a）及其示意图（b）。三血管大小相对正常，但排列顺序异常，上腔静脉出现于肺动脉左侧。由于大动脉的相互位置正常，无法经此切面推测出同时合并的右心室双出口

可显示扩张的奇静脉或异常静脉通道。图 9.15~9.18 分别举例说明了这几种情况。

图 9.6~9.18 分别展示了三血管切面异常的 4 种类型，图像均以仰视观显示。

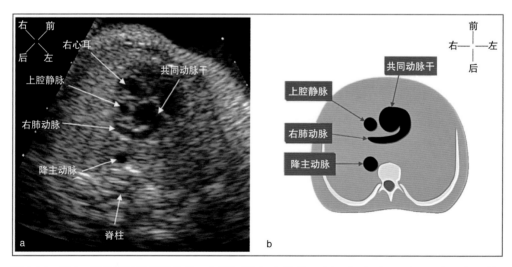

图 9.15　孕 32 周共同动脉干胎儿的三血管切面（a）及其示意图（b）。切面显示只有 2 条血管：共同动脉干和上腔静脉。前者明显增宽，并从根部发出右肺动脉，左肺动脉由于起源更靠近头侧而未能显示。降主动脉位于脊柱右侧，提示右位主动脉弓

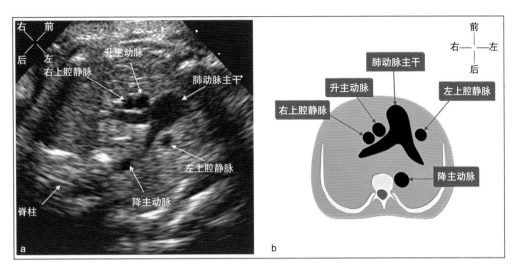

图 9.16　孕 32 周右上腔静脉伴永存左上腔静脉胎儿的三血管切面（a）及其示意图（b）。切面显示血管数量异常，增加的左上腔静脉位于肺动脉左侧。升主动脉直径变窄，与腔静脉相似。胎儿产后证实患有复杂型主动脉缩窄及主动脉弓的管状发育不良

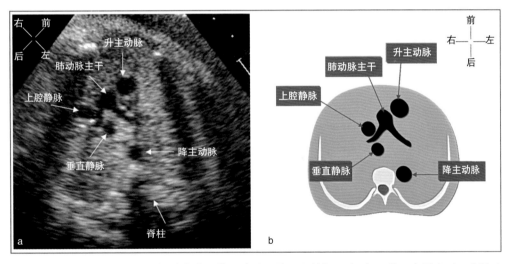

图 9.17　孕 35 周心上型完全性肺静脉异位引流胎儿的三血管切面（a）及其示意图（b）。右肺动脉后方出现的异常血管为垂直静脉，共同肺静脉引流入此血管并向上经左无名静脉进入上腔静脉，而上腔静脉因接受异位肺静脉回流导致内径扩张。大动脉位置异常，升主动脉位于肺动脉左前方。肺动脉直径略小于升主动脉，提示肺循环血流有一定程度的梗阻

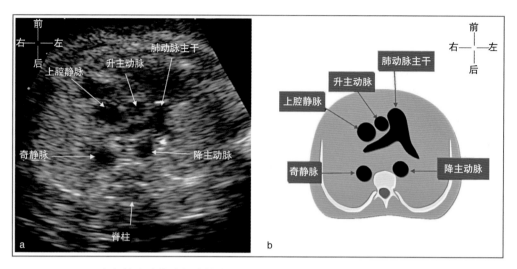

图 9.18　孕 23 周永久性右脐静脉经奇静脉异常引流汇入上腔静脉胎儿的三血管切面（a）及其示意图（b）。切面显示脊柱右侧扩张的奇静脉，而上腔静脉由于接受经奇静脉汇入的脐静脉血流（此切面未显示）而重度扩张。这是一种少见的肝外脐静脉异常引流。奇静脉扩张更常见于下腔静脉离断和奇静脉延续的病例

六、升主动脉和肺动脉比例失常

主动脉和肺动脉大小比例失常可提示有肺循环或体循环的流出道梗阻，这与血管位置和排列顺序的类型无关。图 9.19 和图 9.20 所示为大动脉比例失常伴排列顺序异常的 2 个病例。

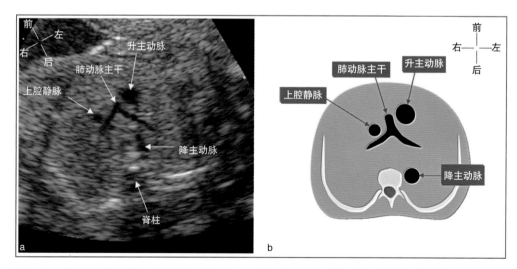

图 9.19　孕 22 周矫正型大动脉转位胎儿的三血管切面（a）及其示意图（b）。肺动脉直径明显小于升主动脉，提示肺循环血流严重梗阻

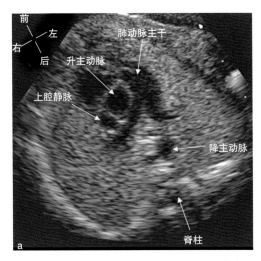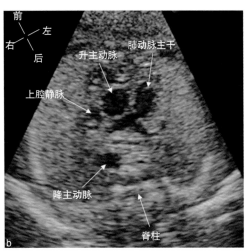

图 9.20　正常左位主动脉弓胎儿（a）和法洛四联症伴右位主动脉弓胎儿（b）的三血管切面。产后诊断的法洛四联症中，25% 可伴有右位主动脉弓。越来越多的报道称这与染色体 22q11 的微缺失有关

七、主动脉弓方位

三血管切面上降主动脉的位置可以提示主动脉弓的方位，但主动脉弓的方位在其横切面更容易判断。图 9.15 和图 9.21 所示为 2 例右位主动脉弓，本章其余病例均为左位主动脉弓。

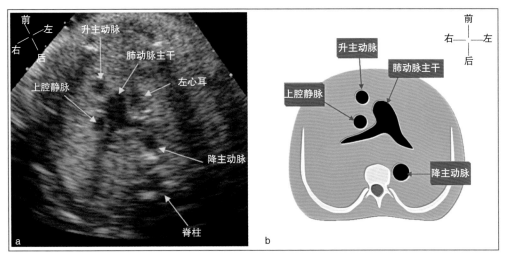

图 9.21　孕 30 周三尖瓣闭锁伴心室 – 大动脉连接不一致胎儿的三血管切面（a）及其示意图（b）。大动脉位置异常，升主动脉位于肺动脉右前方，其内径变窄与上腔静脉相似，提示体循环血流梗阻。胎儿出生后确诊患有复杂型主动脉缩窄

八、大动脉与心脏连接的关系

不同类型的房室或心室 – 大动脉连接，如右心室双出口、三尖瓣闭锁或左心室双入口等，其大动脉的关系可正常，也可异常。因此，不同类型的先天性心脏病在三血管切面上可表现相似。如图9.20 和图 9.22 所示，虽然房室连接的类型不同，但在三血管切面上的表现与图 9.12 所示的完全型大动脉转位相似。

总之，三血管切面对心室 – 大动脉连接异常的评估具有非常重要的价值，但这一切面无法准确判定连接的类型，而要做到这一点，必须对心脏进行完整的节段分析。

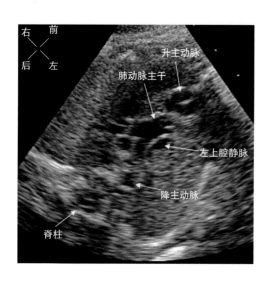

图 9.22　孕 32 周右心室双出口和大动脉错位胎儿的三血管切面。升主动脉位于肺动脉前方略偏右，类似于完全型大动脉转位。肺动脉主干左侧可见永存左上腔静脉

（译者：李雷，伍婷）

动态图 9-1　三血管切面：孕 24 周正常胎儿三血管切面俯视观显示肺动脉主干及分支、升主动脉、上腔静脉。三支血管自前向后排序，内径由大到小。右肺动脉走行于升主动脉和上腔静脉后方。PA，肺动脉；AO，升主动脉；SVC，上腔静脉；L，左肺动脉；R，右肺动脉；DAO，降主动脉

动态图 9-2　三血管切面：孕 24 周正常胎儿三血管切面俯视观彩色多普勒血流图显示肺动脉主干及分支、升主动脉内收缩期血流，肺动脉与主动脉内血流方向一致，因此处为背离探头，呈蓝色；上腔静脉因流速较低，未见血流信号。PA，肺动脉；AO，升主动脉；SVC，上腔静脉；L，左肺动脉；R，右肺动脉；DAO，降主动脉

动态图 9-3　三血管切面：孕 24 周主肺动脉窗胎儿的三血管切面显示主动脉增宽，主动脉与肺动脉之间正常分隔的管壁连续性中断（＊）。PA，肺动脉；AO，主动脉；SVC，上腔静脉；LPA，左肺动脉；RPA，右肺动脉；DAO，降主动脉；L，左；R，右

动态图 9-4　三血管切面：孕 24 周完全型大动脉转位胎儿三血管切面显示血管空间位置异常，三条血管不在一条直线上，三条血管的排列比正常"拥挤"。同时血管排列顺序异常，主动脉位于肺动脉主干右前方。AO，主动脉；PA，肺动脉；SVC，上腔静脉；DAO，降主动脉；SP，脊柱

动态图 9-5　三血管切面：孕 25 周永存左上腔静脉伴右上腔静脉缺如、右位主动脉弓伴右位动脉导管胎儿三血管切面显示三条血管排列顺序异常，上腔静脉出现于肺动脉左侧。降主动脉位于脊柱右侧，提示右位主动脉弓。PA，肺动脉；AO，主动脉；LSVC，左上腔静脉；DAO，降主动脉；L，左；R，右

动态图 9-6　三血管切面：孕 25 周共同动脉干 I 型胎儿的三血管切面显示只有两条血管，为共同动脉干和上腔静脉。共同动脉干明显增宽，并从根部发出肺动脉主干。CAT，共同动脉干；SVC，上腔静脉；PA，肺动脉；DAO，降主动脉；SP，脊柱；L，左；R，右

动态图 9-7　三血管切面：孕 24 周右上腔静脉伴永存左上腔静脉胎儿的三血管切面显示血管数量异常，增加的左上腔静脉位于肺动脉左侧。PA，肺动脉；AO，主动脉；LSVC，左上腔静脉；RSVC，右上腔静脉；LPA，左肺动脉；RPA，右肺动脉；DAO，降主动脉；L，左；R，右

动态图 9-8　三血管切面：孕 26 周右位主动脉弓胎儿的三血管切面彩色多普勒血流图显示血管排列、数量正常，降主动脉位于脊柱右侧，提示右位主动脉弓。PA，肺动脉；AO，主动脉；SVC，上腔静脉；LPA，左肺动脉；RPA，右肺动脉；DAO，降主动脉；L，左；R，右

动态图 9-9　三血管切面：孕 17 周三尖瓣闭锁伴心室 – 大动脉连接不一致胎儿的三血管切面显示大动脉位置异常，主动脉位于肺动脉右前方。PA，肺动脉；AO，主动脉；DAO，降主动脉；T，气管；SP，脊柱

参考文献

1. Yoo SJ, Lee YH, Kim ES et al (1997) Three-vessel view of the fetal upper mediastinum: an easy means of detecting abnormalities of the ventricular outflow tracts and great arteries during obstetric screening. Ultrasound Obstet Gynecol 9:173-183

2. Yoo SJ, Lee YH, Cho KS et al (1999) Sequential segmental approach to fetal congenital heart disease. Cardiol Young 9:430-444

3. Yoo SJ, Lee YH, Cho KS (1999) Abnormal threevessel view on sonography: a clue to the diagnosis of congenital heart disease in the fetus. AJR Am J Roentgenol 172:825-830

4. Yagel S, Cohen SM, Achiron A (2001) Examination of the fetal heart by five short-axis views: a proposed screening method for comprehensive cardiac evaluation. Ultrasound Ostet Gynecol 17:367-369

5. Yagel S, Arbel R, Anteby EY et al (2002) The three vessels and trachea view (3VT) in fetal scanning. Ultrasound Ostet Gynecol 20:340-345

6. Vinals F, Hereida F, Giuliano A (2003) The role of the three vessels and trachea view (3VT) in the diagnosis of congenital heart defects. Ultrasound Ostet Gynecol 22:358-367

7. Zalel Y, Wiener Y, Gamzu R et al (2004) The threevessel and tracheal view of the fetal heart: an in utero sonographic evaluation. Prenat Diagn 24:174-178

8. Moon MH, Cho JY, Park EJ et al (2007) Three-vessel view of the fetal heart: in utero development of the great vessels. Prenat Diagn 27:158-163

第十章

动脉导管横切面

一、基本切面

尽管有些作者将此切面归于三血管切面的范畴，但本章仍将单独阐述这一切面[1, 2]。在标准的三血管切面上将探头稍向头侧倾斜可显示此切面（图10.1）。

二、正常形态

在正常胎儿动脉导管横切面上，肺动脉主干和动脉导管以及相连的降主动脉位于脊柱左侧。升主动脉和上腔静脉位于脊柱右侧，且内径依次递减。将切面稍向头侧倾斜，即可显示这些血管的前方为右心耳上部，后方为右肺动脉长轴切面。位于后纵隔内的双侧主支气管和食管横切面也可以在此切面显示。正常情况下，降主动脉位于脊柱左侧，动脉导管弓呈平直走行且未跨过中线，中线结构均位于动脉导管弓右侧（图10.2）。

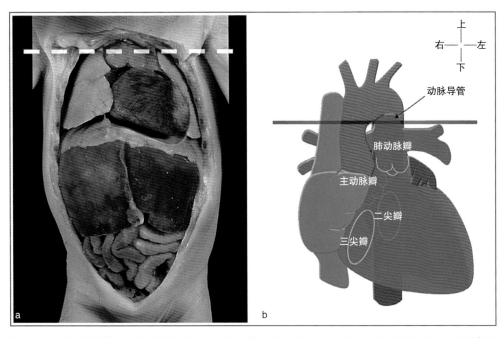

图 10.1　动脉导管横切面在胎儿躯体（a）和心脏示意图（b）中的位置。从示意图（b）可看出动脉导管的标准横切面位于肺动脉主干分叉处的上方

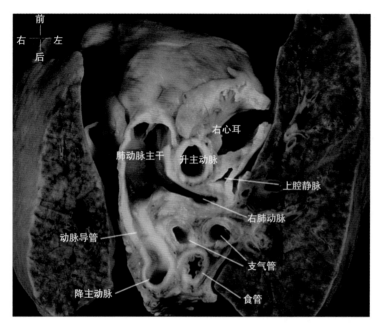

图 10.2　大体解剖标本模拟动脉导管横切面。图像显示肺动脉主干经动脉导管与降主动脉相连。升主动脉和上腔静脉的横切面位于前方，双侧主支气管和食管的横切面位于后方，右肺动脉长轴位于升主动脉和降主动脉之间，右心耳位于升主动脉和上腔静脉的前方

三、正常超声心动图：二维图像

胎儿胸部标准横切面的超声图像仅能显示肺动脉主干经动脉导管与降主动脉相连（图 10.3，图 10.4），而漏斗部远端、肺动脉瓣及右肺动脉的位置偏尾侧，无法在此切面显示。

由于胸骨和肋骨的遮挡，胎儿胸部标准横切面很难获取，而斜横切面相对容易（将探头置于上腹部，稍向头侧倾斜）（图 10.5）。在此角度上，可以显示动脉导管弓横切面，包括肺动脉瓣、肺动脉主干近端以及右肺动脉长轴（图 10.6）。

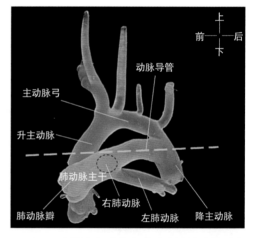

图 10.3　胎儿胸主动脉和肺动脉的硅胶模型左侧观。黄色虚线表示动脉导管的标准横切面。动脉导管弓比肺动脉瓣和肺动脉分支更靠近胎儿头侧，比主动脉弓更靠近尾侧（虚线圆圈示右肺动脉的起始部）

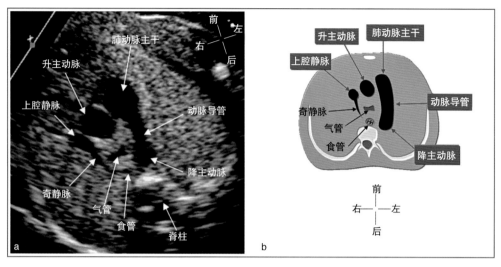

图 10.4　孕 23 周正常胎儿动脉导管标准横切面的二维图像（a）及其示意图（b）。肺动脉主干经动脉导管与降主动脉相连形成动脉导管弓。与三血管平面一样，此切面可显示升主动脉和上腔静脉的横切面。使用高分辨率超声仪器，常常可以显示奇静脉弓的远端向前走行汇入上腔静脉。如果降主动脉位于脊柱左侧，动脉导管弓则呈平直走行，后纵隔内的气管和食管等中线结构则位于动脉导管弓的右侧。但由于正常食管的管腔处于闭合状态，超声检查常常难以分辨

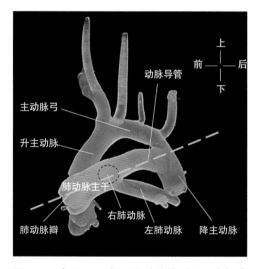

图 10.5　与图 10.3 相同的硅胶模型图。在标准横切面上将探头稍向头侧倾斜可得到动脉导管的斜横切面（黄色虚线），此切面可显示肺动脉主干近端和肺动脉瓣。虚线圆圈表示右肺动脉的起始部

四、正常超声心动图：彩色血流成像及脉冲多普勒

在动脉导管横切面上，彩色血流成像可轻松显示血流从肺动脉经动脉导管进入降主动脉（图 10.7）。在常规检查中，此切面足以确定动脉导管正常的前向血流是否存在[3]。

在此横切面上也很容易进行动脉导管血流的多普勒检查，显示由肺动脉经动脉导管进入降主动脉的血流频谱特征[4]（图 10.8）。但是，矢状面或旁矢状面相对来说会更好一些，因为在这两个切面上能够更准确地将取样容积放置于

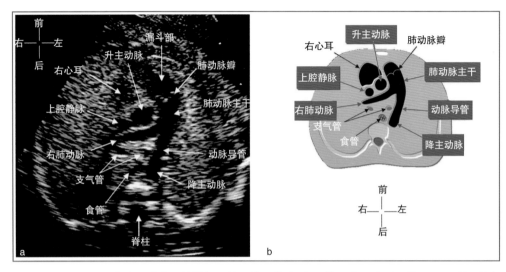

图 10.6 孕 23 周正常胎儿动脉导管横切面的二维图像（a）及其示意图（b）。按图 10.5 所示的角度进行扫查，此切面除显示由肺动脉主干、动脉导管及降主动脉形成的动脉导管弓外，还可显示肺动脉瓣和漏斗部远端。右心耳上部位于升主动脉和上腔静脉的前方，右肺动脉长轴在其后方，而后纵隔内的双侧主支气管和食管位于动脉导管弓右侧

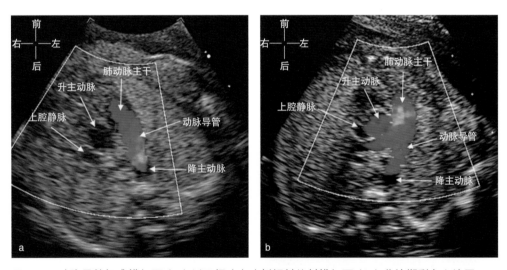

图 10.7 动脉导管标准横切面（a）以及探头向头侧倾斜的斜横切面（b）收缩期彩色血流图。正常血流方向为从肺动脉到降主动脉。如图所示，胎儿仰卧位时，血流方向背离探头，血流显示为蓝色。肺动脉主干和动脉导管位置均有利于进行多普勒检查

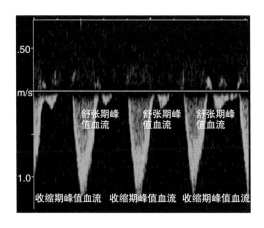

图 10.8　动脉导管横切面采集的动脉导管脉冲多普勒频谱

主动脉弓的上方。动脉导管的血流频谱特征将在其长轴切面的章节（第 15 章）予以介绍。在动脉导管横切面上，探头稍向头侧倾斜可显示漏斗部远端和肺动脉瓣，从而可检测肺动脉瓣功能不全。

五、动脉导管：逆向血流

肺动脉存在严重梗阻时，动脉导管内的血流方向会发生逆转。与正常胎儿相比，通常在合并导管依赖型肺循环的先天性心脏病中，动脉导管形态迂曲，走行更近似于垂直位，此时动脉导管很难在横切面上显示。室间隔完整型肺动脉闭锁或重度三尖瓣下移畸形也属于导管依赖型肺循环，但动脉导管形态可保持正常，并更容易显示导管内的逆向血流[5]（图 10.9）。

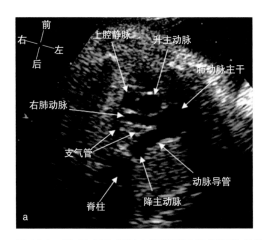

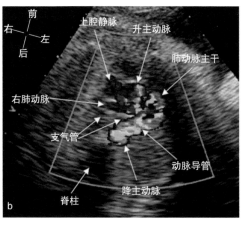

图 10.9　孕 28 周室间隔完整型肺动脉闭锁胎儿的动脉导管横切面。二维图像（a）显示大动脉的相对位置、排列顺序及大小基本正常。值得注意的是，肺动脉主干内径较相邻的升主动脉宽，而扩张的动脉导管与相连的降主动脉内径近似。彩色血流图（b）显示动脉导管的血流逆向进入肺动脉主干。事实上，尽管胎儿处于仰卧位，肺动脉内的血流方向却朝向探头，血流显示为红色

六、动脉导管：长度过短

如果肺动脉位置后移并靠近降主动脉，将导致动脉导管的长度缩短。在完全型或矫正型大动脉转位中可存在这种表现（图 10.10，图 10.11）。

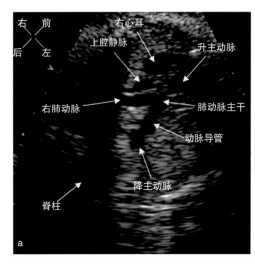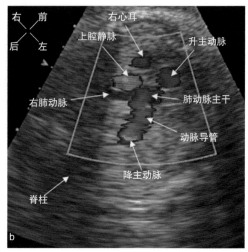

图 10.10 孕 36 周大动脉转位胎儿的动脉导管横切面。二维图像（a）显示升主动脉位于肺动脉正前方，位置后移并靠近脊柱的肺动脉经较短的动脉导管与降主动脉相连。彩色血流图（b）显示动脉导管的血流方向正常，即由肺动脉流向降主动脉

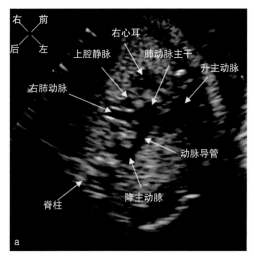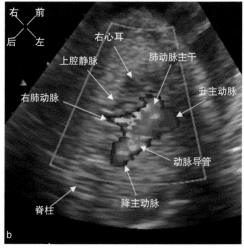

图 10.11 孕 27 周先天性矫正型大动脉转位胎儿的动脉导管横切面。二维图像（a）显示升主动脉位于肺动脉的左前方，为先天性矫正型大动脉转位的典型征象。肺动脉位置后移，经较短的动脉导管与降主动脉相连。彩色血流图（b）显示动脉导管内的血流方向正常，即由肺动脉流向降主动脉，从而可排除严重的肺循环梗阻

七、动脉导管：形态异常

妊娠晚期，动脉导管常出现一定程度的扭曲（图 10.12b），在极少数情况下甚至会非常明显（图 10.13，图 10.14），而动脉导管横切面可以比长轴切面更好地显示这种改变。

在极少数病例中，动脉导管会形成瘤样扩张（图 10.15）。大多数文献报道的动脉导管瘤样扩张都是在妊娠晚期偶然发现的[6-9]。动脉导管仍可自然闭合，无须治疗。也有报道称部分病例常合并其他病变。在横切面上，动脉导管瘤可表现为囊状结构，占据整个左侧胸腔的

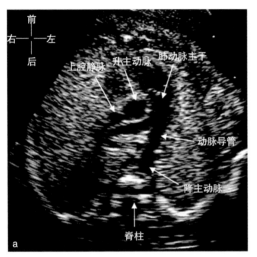
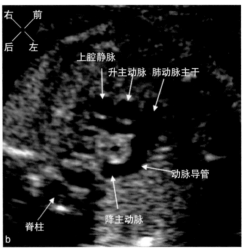

图 10.12 孕 21 周（a）和孕 30 周（b）胎儿的动脉导管横切面。妊娠早期的动脉导管走行平直，妊娠晚期则变得迂曲

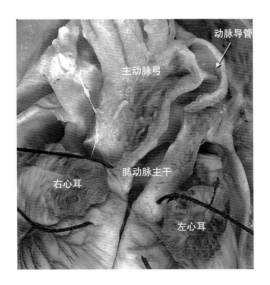

图 10.13 孕 33 周宫内意外死亡胎儿的形态学标本。图片显示动脉导管明显扭曲延长

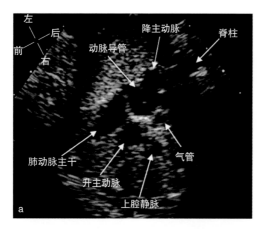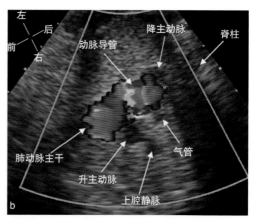

图 10.14 孕 38 周胎儿经脊柱旁左缘显示的动脉导管横切面二维图像（a）和彩色血流图（b）。动脉导管呈 "S" 形严重迂曲，但围生期胎儿状态平稳

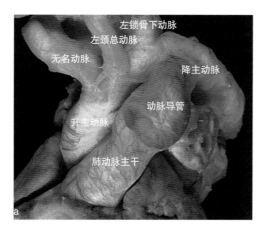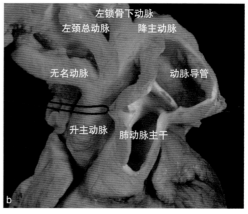

图 10.15 孕 39 周流产胎儿动脉导管的外部观（a）和内部观（b），其死因可能是胎盘羊膜下弥漫性出血。动脉导管呈巨大瘤样扩张，内部有明显的褶皱

上半部分[10]。稍微调整探头，可发现其与肺动脉主干相连，彩色血流成像可显示管腔内的血流情况（图 10.16）。

八、动脉导管：提前收缩或关闭

虽然动脉导管横切面也可观察此类病变（图 10.17），但由于动脉导管血流的彩色血流成像检查应在其长轴切面进行，因此导管的提前收缩或关闭将在相应章节讨论。

九、动脉导管：位置异常

动脉导管可出现走行异常或起源位置异常。比如主动脉弓离断合并右

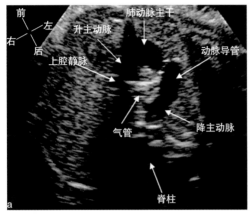

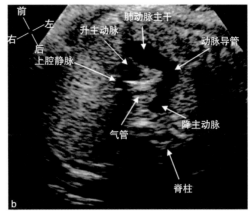

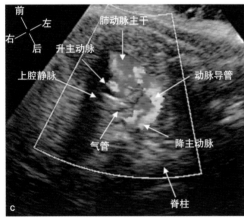

图 10.16 孕 35 周动脉导管瘤样扩张胎儿的动脉导管横切面。胎儿胸腔标准横切面（a）显示动脉导管瘤表现为胸腔左侧上部的囊性结构，似乎与肺动脉主干分离。稍微移动探头，在旁矢状面（b）则可显示瘤样扩张的动脉导管与肺动脉相连。彩色血流图（c）显示导管内的前向血流正常

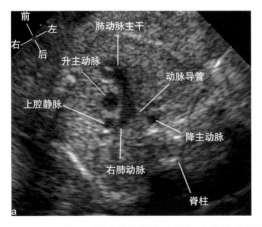

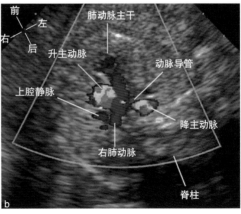

图 10.17 孕 29 周动脉导管完全关闭胎儿的动脉导管横切面。二维图像（a）显示动脉导管管腔闭合。由于肺循环阻力很高，彩色血流图（b）显示只有少量血流进入肺动脉主干和右肺动脉。虽然声束方向并不理想，但由于心输出量重新分配至左侧心腔，升主动脉和降主动脉内的血流仍可清晰显示

位主动脉弓时，动脉导管弓沿旁矢状面而非矢状面，向右走行并跨越中线（图10.18）。法洛四联症合并右位主动脉弓时，动脉导管可异常起源于左锁骨下动脉的根部（图10.19）。

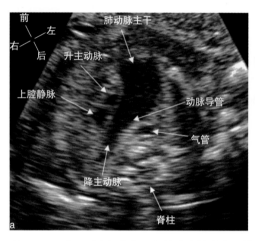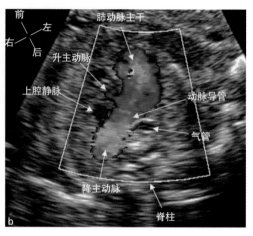

图 10.18 孕 23 周主动脉弓离断胎儿的动脉导管横切面。二维图像（a）显示升主动脉内径变窄，与上腔静脉相似。由于进入右侧心腔的血流重新分配，肺动脉和动脉导管内径增宽。动脉导管弓跨过中线在脊柱右侧汇入降主动脉，气管在其左侧。这些特征表明动脉导管弓和主动脉弓均为右位。彩色血流图（b）证实右位动脉导管弓和右位主动脉弓，肺动脉和动脉导管内径增宽

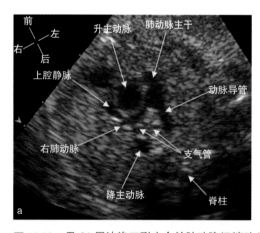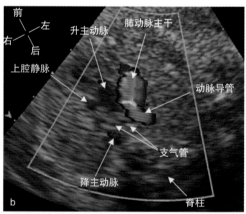

图 10.19 孕 31 周法洛四联症合并肺动脉闭锁胎儿的动脉导管横切面。二维图像（a）显示肺动脉主干变窄，小于升主动脉。降主动脉位于脊柱右侧，提示右位主动脉弓。尽管此图像第一眼看上去很像由肺动脉分支构成的三血管平面，但实际上左侧支是动脉导管的斜切面，它起源于左锁骨下动脉根部，且位于纵隔的左侧，这在法洛四联症和右位主动脉弓中很常见。彩色血流图（b）显示肺动脉内充满来自动脉导管的逆向血流

（译者：陈娇，张文）

动态图 10-1　动脉导管横切面：孕 24 周矫正型大动脉转位胎儿的动脉导管横切面显示升主动脉位于肺动脉的左前方，此为矫正型大动脉转位的典型特征。PA，肺动脉；AO，升主动脉；SVC，上腔静脉；DAO，降主动脉；SP，脊柱；L，左；R，右

动态图 10-2　动脉导管横切面：孕 32 周胎儿的动脉导管横切面显示动脉导管走行迂曲。PA，肺动脉；AO，升主动脉；SVC，上腔静脉；DA，动脉导管；DAO，降主动脉；LAA，左心耳；AzV，奇静脉；SP，脊柱；L，左；R，右

动态图 10-3　动脉导管横切面：孕 32 周胎儿的动脉导管横切面彩色多普勒血流图显示动脉导管血流迂曲呈 "S" 形

动态图 10-4　动脉导管横切面：孕 23 周主动脉弓离断胎儿动脉导管横切面显示升主动脉变窄，与上腔静脉相似，肺动脉及动脉导管增宽。PA，肺动脉；AAO，升主动脉；SVC，上腔静脉

动态图 10-5　动脉导管横切面：孕 23 周主动脉弓离断胎儿动脉导管横切面彩色多普勒血流图。PA，肺动脉；AAO，升主动脉；SVC，上腔静脉；AzV，奇静脉

动态图 10-6　动脉导管横切面：孕 24 周法洛四联症胎儿的动脉导管横切面显示肺动脉主干变窄，小于升主动脉。PA. 肺动脉；AO. 升主动脉；SVC，上腔静脉；DAO，降主动脉；LL，左肺；RL，右肺；SP，脊柱

动态图 10-7　动脉导管横切面：孕 24 周法洛四联症胎儿的动脉导管横切面彩色多普勒血流图显示肺动脉血流变窄。PA，肺动脉；AO，升主动脉；SVC，上腔静脉；DAO，降主动脉；LL，左肺；RL，右肺；SP，脊柱；T，气管

动态图 10-8　动脉导管横切面：孕 25 周永存左上腔静脉伴右上腔静脉缺如、右位主动脉弓伴右位动脉导管胎儿的动脉导管横切面的二维与彩色多普勒血流图显示动脉导管弓跨过中线在脊柱右侧汇入降主动脉，升主动脉位于脊柱右侧，这些征象表明导管弓和主动脉弓均为右位。同时上腔静脉出现于肺动脉左侧，提示右上腔静脉缺如伴永存左上腔静脉，并可见半奇静脉汇入左上腔静脉。PA，肺动脉；AO，主动脉；LSVC，左上腔静脉；DA，动脉导管；HAzV，半奇静脉；DAO，降主动脉；SP，脊柱；L，左；R，右

动态图 10-9　动脉导管横切面：孕 25 周主动脉缩窄胎儿动脉导管横切面的二维与彩色多普勒血流图显示升主动脉变窄，与上腔静脉相似，肺动脉及动脉导管增宽。此畸形在此切面的超声表现与主动脉弓离断类似。PA，肺动脉；AO，升主动脉；DAO，降主动脉；SVC，上腔静脉；T，气管；SP，脊柱

参考文献

1．Vinals F, Heredia F, Giuliano A (2003) The role of the three vessels and trachea view (3VT) in the diagnosis of congenital heart defects. Ultrasound Obstet Gynecol 22:358-367

2．Zalel Y, Wiener Y, Gamzu R et al (2004) The threevessel and tracheal view of the fetal heart: an in utero sonographic evaluation. Prenat Diagn 24:174-178

3．Chaoui R, McEwing R (2003) Three cross-sectional planes for fetal color Doppler echocardiography. Ultrasound Obstet Gynecol 21:81-93

4．Van der Mooren K, Barendregt LG, Wladimiroff JW (1991) Flow velocity waveforms in the human fetal ductus arteriosus during the normal second half of pregnancy. Pediatr Res 30:387-390

5．Hornberger LK, Benacerraf BR, Bromley BS et al (1994) Prenatal detection of severe right ventricular outflow tract obstruction: pulmonary stenosis and pulmonary atresia. J Ultrasound Med 13:743-750

6．Mielke G, Peukert U, Krapp M et al (1995) Fetal and transient neonatal right heart dilatation with severe tricuspid valve insufficiency in association with abnormally S-shaped kinking of the ductus arteriosus. Ultrasound Obstet Gynecol 5:338-341

7．Dyamenahalli U, Smallhorn JF, Geva T et al (2000) Isolated ductus arteriosus aneurysm in the fetus and infant: a multi-institutional experience. J Am Coll Cardiol 36:262-269

8．Tseng JJ, Jan SL (2005) Fetal echocardiographic diagnosis of isolated ductus arteriosus aneurysm: a longitudinal study from 32 weeks of gestation to term. Ultrasound Obstet Gynecol 26:50-56

9．Tongprasert F, Tongsong T, Sittiwangkul R (2005) Prenatal sonographic diagnosis of congenital ductus arteriosus aneurysm: a case report. J Med Assoc Thai 88:541-544

10．Jackson CM, Sandor GG, Lim K et al (2005) Diagnosis of fetal ductus arteriosus aneurysm: importance of the three-vessel view. Ultrasound Obstet Gynecol 26:57-62

第十一章

主动脉弓横切面

一、基本切面

从动脉导管弓横切面向头侧移动可显示主动脉弓横切面。图 11.1 及图 11.2 显示了该切面所在平面的位置。如图所示，当该平面完全水平时，动脉导管和肺动脉位于平面下方，因此在主动脉弓横切面上两者均不显示。

二、正常形态

正常胎儿的主动脉弓横切面显示主动脉弓从右前方斜向左后方走行（图 11.3），其右前方为上腔静脉近心段，后方为气管隆嵴横切面及食管横切面。正常左位主动脉弓在脊柱前方跨过中线并延续为降主动脉，气管及食管位于主动脉弓右侧。

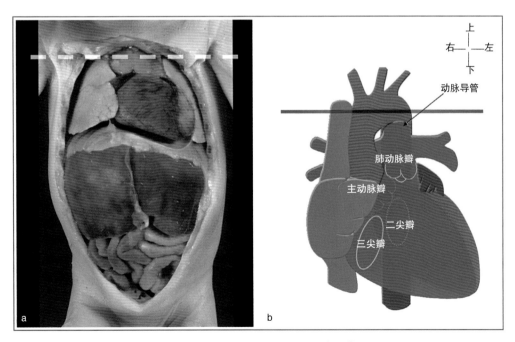

图 11.1　主动脉弓横切面在胎儿躯体（a）和心脏示意图（b）中的位置

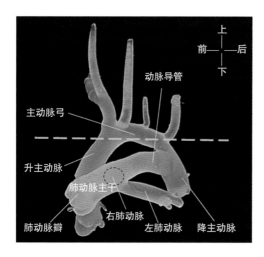

图 11.2 胎儿胸主动脉和肺动脉硅胶模型的左侧观。黄色虚线表示主动脉弓横切面所在平面。主动脉弓位置比动脉导管弓更靠近头侧。当主动脉弓横切面完全水平时，此切面并不显示肺动脉和动脉导管

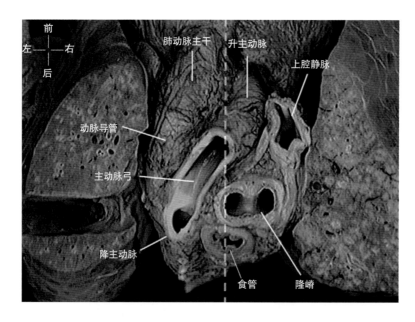

图 11.3 正常标本断面图俯视观模拟显示主动脉弓横切面。此断面上可看到主动脉弓和上腔静脉，动脉导管和肺动脉主干由于位于此断面略下方而无法显示。从该断面中也可看出主动脉弓与升主动脉及降主动脉的正常关系。邻近隆嵴水平的气管和食管位于后纵隔内。虚线表示中线

三、正常超声心动图：二维图像

正常情况下，由于主动脉与后方的左心室相连，主动脉弓相对较短，起始点位于胸腔中部，约位于胸骨与脊柱间距一半的位置（图 11.4）。正常左位主动脉弓在脊柱前方斜跨中线并延续为降主动脉，而气管和食管位于主动脉弓右侧。因为气管内充满羊水，所以超声上可以显示。同时，因为存在软骨环，所以气管管壁回声增强，并且彩色血流成像时管腔内没有血流信号，由此可以与血管相鉴别[1, 2]。由于正常食管管腔闭合，超声检查时难以识别。

胸腺

胎儿期，胸腺位于心脏的正上方和三大血管的前方，几乎占据整个纵隔的前上部。孕 15 周后，采用高分辨率超声可以显示胸腺并可对其进行检查评估。从妊娠中期开始，胸腺回声较周围肺组织略低，实质内可见梭形的散在光点。仔细观察，可分辨出胸腺与肺组织的边界（图 11.5）。胎儿胸腺直径及周径的正常值已有公布[3、4]。在心脏圆锥

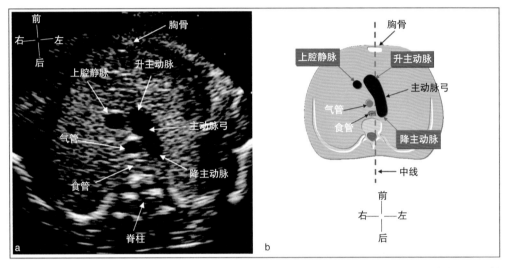

图 11.4　孕 23 周胎儿的正常主动脉弓横切面仰视观图像（a）及其示意图（b）。主动脉弓相对较短并起始于胸腔中部。主动脉弓向左走行，气管位于其右侧。由于气管管壁回声较强，且彩色血流成像时管腔内没有血流信号，可据此与血管相区分

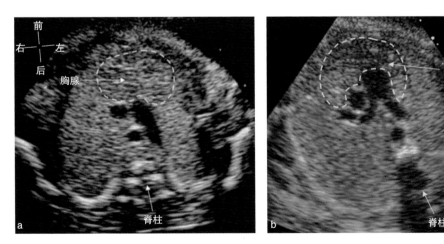

图 11.5　图示为主动脉弓横切面（a）和三血管平面（b），黄线包绕区域表示位于前纵隔的正常胸腺

动脉干畸形（包括法洛四联症所有亚型以及右心室双出口、共同动脉干、主动脉弓离断和对位不良型室间隔缺损）中，胸腺缺失或发育不良是染色体 22q11.2 缺失的标志。因此，对于患有先天性心脏病的胎儿，产前检查发现其胸腺缺失或发育不良可以确定其患染色体 22q11.2 缺失的高危险性[5-8]，但也可能会存在罕见的假阳性和假阴性。在一项产前检测心脏圆锥动脉干畸形的回顾性研究中，其报告的敏感性为 90%，特异性为 98.5%[7]。胎儿胸腺检查应选用高频探头（8~5MHz）并使用低对比度、宽动态范围的预设条件，这样才可取得最佳效果。

四、正常超声心动图：彩色血流成像及脉冲多普勒

彩色血流成像时，主动脉弓内自升主动脉流向降主动脉的血流信号应为层流，其血流方向应为从前向后，与动脉导管弓的血流方向相同（图 11.6）。虽然主动脉弓横切面也可进行多普勒检查，但最好是在主动脉弓长轴切面进行，这样可避免采集到下方动脉导管弓的血流信号。因此，主动脉弓的多普勒检查将在主动脉弓长轴切面的章节中讨论。

五、主动脉弓大小异常

由于胎儿循环存在生理性分流，如

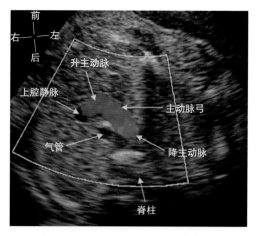

图 11.6 孕 23 周胎儿的主动脉弓图像。彩色血流图显示主动脉弓的均匀层流，因血流方向从前向后背离探头，故显示为蓝色

果肺动脉或主动脉出现严重梗阻，体循环或肺循环的血流可重新分配，部分甚至全部逆流汇入对方动脉血管内。当肺循环出现严重梗阻时，肺动脉的血流转向流入升主动脉，在这种情况下，升主动脉和主动脉弓扩张（图 11.7），而动脉导管常常变细，且可呈反向弯曲并出现逆向血流。相反，当体循环出现严重梗阻时，主动脉的血流转向流入肺动脉，部分甚至全部经动脉导管和主动脉峡部逆向灌注（图 11.8），此时，升主动脉和主动脉弓变细。主动脉弓发育不全时，由于主动脉的血流重新分配至肺动脉，造成肺动脉主干和动脉导管向头侧延伸扩张。在这种情况下，仅显示主动脉弓横切面的平面实际上是不存在的，通常在这些横切面上也包含了肺动脉主干的上段和（或）动脉导管。

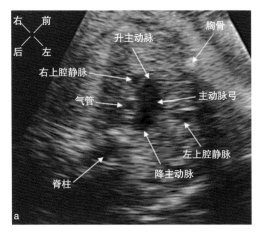
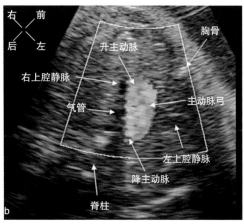

图 11.7　孕 28 周大动脉关系正常的右心室双出口合并肺动脉瓣重度狭窄胎儿的主动脉弓图像。由于肺动脉血流存在严重梗阻，导致主动脉弓扩张，二维图像（a）显示主动脉弓与胎儿胸腔的比例失衡。主动脉弓向左走行并跨过中线，气管位于主动脉弓右侧，两侧为左、右上腔静脉。彩色血流图（b）显示主动脉弓扩张，动态图像可见收缩期搏动增强

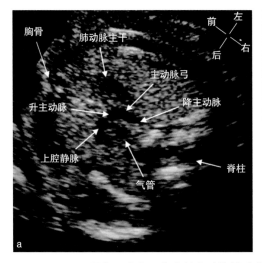
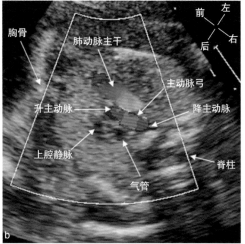

图 11.8　孕 21 周左心发育不良合并主动脉瓣重度狭窄胎儿的主动脉弓图像。二维图像（a）显示尽管主动脉弓非常细，但仍可确认为左位且跨过中线，气管位于主动脉弓右侧。同时还可看到扩张的肺动脉上段。彩色血流图（b）显示主动脉弓内的逆向血流，因其从后向前朝向探头，故显示为红色。肺动脉主干的血流方向正常，呈蓝色

六、主动脉离断

当胎儿胸部横切面无法显示"斜行腊肠"样的正常主动脉弓横切面时,应怀疑主动脉离断的可能。这种情况下,探头从动脉导管横切面向头侧移动,可显示出非常细小的升主动脉横切面(图11.9),并且这组横切面通常以2支颈总动脉结束,而没有显示主动脉弓形态。

七、主动脉弓方位

主动脉弓横切面对于确定主动脉弓的方位非常有用,并能同时确定气管的位置。Achiron等首先报道了三血管气管切面在评估普通人群主动脉弓畸形发病率中的价值。近10年来,针对此主题的文章越来越多[10-16]。

大动脉关系正常时,右位主动脉弓的走行更近似于身体矢状面,且未跨越中线,位于中线附近的气管和食管均在主动脉弓左侧(图11.10)。法洛四联症合并右位主动脉弓时,动脉导管常起源于左锁骨下动脉根部,其横切面在主动脉弓横切面上位于中线左侧(图11.11),即便是经验丰富的检查者也很难发现。

当升主动脉的位置异常靠前时,主动脉弓狭长,起点移至胸骨后方(图11.12~11.14)。如果升主动脉和降主动脉分列中线的两侧,则表明主动脉弓跨越中线(图11.12)。反之,如果升主动脉和降主动脉同在左侧或右侧,则提示主动脉弓沿矢状面走行而未跨越中线(图11.13)。判断主动脉弓方位最可靠的方法是确定其与气管的相对位置,尤其是主动脉位置靠前而且主动脉弓邻近中线呈中立位时更为有用(图11.14)。

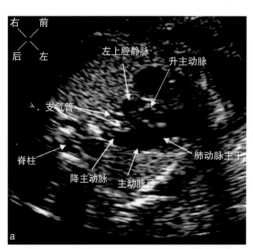

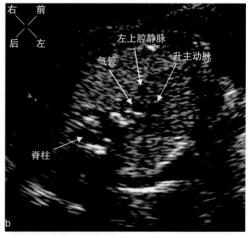

图11.9 孕21周主动脉弓离断胎儿的上纵隔图像。动脉导管横切面(a)显示升主动脉管径较细,与上腔静脉相似。探头稍向头侧倾斜(b),未显示出主动脉弓横切面,仅见非常细小的升主动脉,并在更高平面上延续为2支颈总动脉(图中未显示)

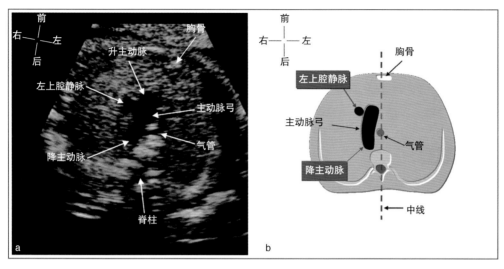

图 11.10 孕 22 周典型法洛四联症胎儿的主动脉弓图像（a）及其示意图（b）。主动脉弓正常起始于胸腔中部，与后方心室关系正常。主动脉弓位于中线右侧并与之平行，气管位于主动脉弓左侧

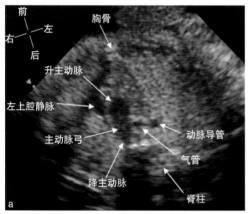

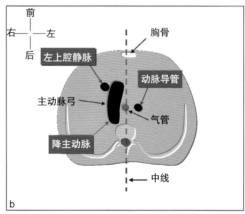

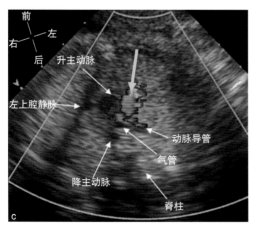

图 11.11 孕 31 周法洛四联症合并肺动脉瓣闭锁胎儿的主动脉弓图像（a，c）及其示意图（b）。二维图像（a）显示主动脉弓正常起始于胸腔中部，与后方心室关系正常。主动脉弓位于中线右侧并与之平行，气管位于主动脉弓左侧。动脉导管起源于左无名动脉根部（图中未显示）。图中显示的动脉导管横切面位于其起始处和肺动脉连接处之间。彩色血流图（c）显示动脉导管流向肺动脉主干（图中未显示）的逆向红色血流信号（黄色箭头）

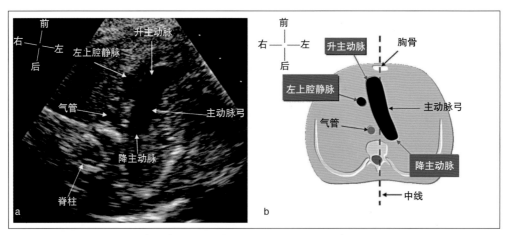

图 11.12　孕 32 周右心室双出口合并大动脉错位胎儿的主动脉弓图像（a）及其示意图（b）。升主动脉位于右前方。主动脉弓横切面显示左位主动脉弓狭长，并跨过中线，气管位于主动脉弓右侧

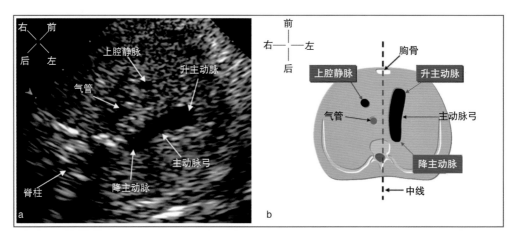

图 11.13　孕 25 周大动脉转位胎儿的主动脉弓图像（a）及其示意图（b）。完全型大动脉转位时，升主动脉位于左前方非常罕见，但也有可能存在。主动脉弓较正常狭长，但未跨过中线，而是沿中线左侧矢状面走行，气管位于主动脉弓右侧证明为左位主动脉弓

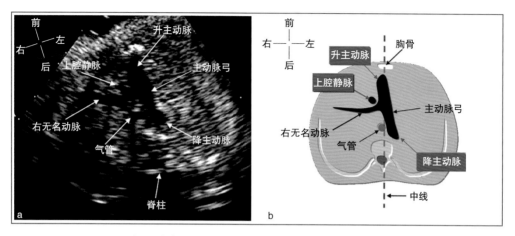

图 11.14　孕 25 周三尖瓣闭锁合并房室连接不一致胎儿的主动脉弓图像（a）及其示意图（b）。升主动脉位于前方，主动脉弓起始段较长，紧邻胸骨。虽然主动脉弓邻近中线呈中立位走行，但因为气管位于主动脉弓右侧，所以仍可确定为左位主动脉弓。图中还显示了右无名动脉的起始段

（译者：彭谨，张文）

动态图 11-1　主动脉弓横切面：孕 24 周法洛四联症胎儿的主动脉弓横切面显示升主动脉扩张，起始于胸腔中部，降主动脉位于气管左侧、脊柱的左前方。Th，胸腺；AO，升主动脉；DAO，降主动脉；SVC，上腔静脉；SP，脊柱；LL，左肺；RL，右肺

动态图 11-2　主动脉弓横切面：孕 24 周法洛四联症胎儿的主动脉弓横切面彩色多普勒血流图。Th，胸腺；AO，升主动脉；DAO，降主动脉；SVC，上腔静脉；T，气管；LL，左肺；RL，右肺

动态图 11-3　主动脉弓横切面：孕 25 周主动脉缩窄胎儿的主动脉弓横切面二维与彩色多普勒血流图显示升主动脉变窄，内径小于上腔静脉；主动脉弓明显变窄，形态异常，走行僵硬。升主动脉血流经狭窄的主动脉弓汇入降主动脉。AAO，升主动脉；ARCH，主动脉弓；LIV，左无名静脉；SVC，上腔静脉；T，气管；SP，脊柱

动态图 11-4　主动脉弓横切面：孕 24 周矫正型大动脉转位胎儿主动脉弓横切面显示升主动脉位置向左前移位，与上腔静脉间距增宽，主动脉弓相对变长。AO，升主动脉；DAO，降主动脉；SVC，上腔静脉；SP，脊柱

动态图 11-5　主动脉弓横切面：孕 25 周完全型大动脉转位胎儿的主动脉弓横切面彩色多普勒血流图显示升主动脉前移，主动脉弓相对变长。AAO，升主动脉；DAO，降主动脉；SVC，上腔静脉；T，气管；SP，脊柱

动态图 11-6　主动脉弓横切面：孕 26 周右位主动脉弓伴镜像分支胎儿的主动脉弓横切面彩色多普勒血流图显示主动脉弓位于气管右侧，第一支分支为左无名动脉，因血流方向背离探头，主动脉弓与左无名动脉血流呈蓝色。RARCH，右位主动脉弓；LIA，左无名动脉；IV，无名静脉；SVC，上腔静脉；SP，脊柱；L，左；R，右

动态图 11-7　主动脉弓横切面：孕 26 周双主动脉弓胎儿的主动脉弓横切面彩色多普勒血流图显示升主动脉发出左、右主动脉弓，二者汇入降主动脉，形成 "O" 形血管环，此例为右弓优势型，右位主动脉弓血流较宽，左位主动脉弓较窄。AAO，升主动脉；R-ARCH，右位主动脉弓；L-ARCH，左位主动脉弓；DAO，降主动脉；LSA，左锁骨下动脉；IV，无名静脉

动态图 11-8　主动脉弓横切面：孕 32 周动脉导管迂曲胎儿的主动脉弓横切面显示因动脉导管走行迂曲、管径扩张，此切面显示肺动脉横切面，并于主动脉弓左侧显示扩张的动脉导管横切面。PA，肺动脉；AO，升主动脉；DA，动脉导管；DAO，降主动脉；LAA，左心耳；LIV，左无名静脉；T，气管；SP，脊柱

参考文献

1. Petrikovsky BM, Kaplan GP, Pestrak H (1995) The application of color Doppler technology to the study of fetal swallowing. Obstet Gynecol 86:605-608

2. Kalache KD, Chaoui R, Marcks B et al (2000) Differentiation between human fetal breathing patterns by investigation of breathing-related tracheal fluid flow velocity using Doppler sonography. Prenat Diagn 20:45-50

3. Zalel Y, Gamzu R, Mashiach S et al (2002) The development of the fetal thymus: an in utero sonographic evaluation. Prenat Diagn 22(2):114-117

4. Cho JY, Min JY, Lee YH et al (2007) Diameter of the normal fetal thymus on ultrasound Ultrasound Obstet Gynecol 29:634-638

5. Chaoui R, Korner H, Bommer C et al (2002) Fetal thymus and the 22q11.2 deletion. Prenat Diagn 22:839-840

6. Barrea C, Yoo SJ, Chitayat D et al (2003) Assessment of the thymus at echocardiography in fetuses at risk for 22q11.2 deletion. Prenat Diagn 23:9-15

7. Chaoui R, Kalache KD, Heling KS et al (2002) Absent or hypoplastic thymus on ultrasound: a marker for deletion 22q11.2 in fetal cardiac

defects. Ultrasound Obstet Gynecol 20:546-552

8. Volpe P, Marasini M, Caruso G et al (2003) 22q11 deletions in fetuses with malformations of the outflow tracts or interruption of the aortic arch: impact of additional ultrasound signs. Prenat Diagn 23:752-757

9. Achiron R, Rotstein Z, Heggesh J et al (2002) Anomalies of the fetal aortic arch: a novel sonographic approach to in-utero diagnosis. Ultrasound Obstet Gynecol 20:553-557

10. Bronshtein M, Lober A, Berant M (1998) Sonographic diagnosis of fetal vascular rings in early pregnancy. Am J Cardiol 81:101-103

11. Chaoui R, Schneider MBE, Kalache KD (2003) Right aortic arch with vascular ring and aberrant left subclavian artery: prenatal diagnosis assisted by three-dimensional power Doppler ultrasound. Ultrasound Obstet Gynecol 22:661-663

12. Yoo SJ, Min JY, Lee YH et al (2003) Fetal sonographic diagnosis of aortic arch anomalies. Ultrasound Obstet Gynecol 22:535-546

13. Patel CR, Spector ML, Smith PC (2006) Fetal echocardiographic diagnosis of vascular rings. J Ultrasound Med 25:251-257

14. Berg C, Bender F, Soukup M et al (2006) Right aortic arch detected in fetal life. Ultrasound Obstet Gynecol 28:882-889

15. Zidere V, Tsapakis EG, Huggon IC et al (2006) Right aortic arch in the fetus. Ultrasound Obstet Gynecol 28:876-881

16. Gardiner HM (2006) Mind the gap! What we don't know about right aortic arches and aberrant branches Ultrasound Obstet Gynecol 28:868-869

第十二章

动脉导管和主动脉弓横切面

一、基本切面

声束从主动脉弓横切面稍向左下倾斜，可同时显示主动脉弓和动脉导管横切面（图 12.1）。

二、正常形态

主动脉弓与动脉导管弓呈锐角共同汇入降主动脉。动脉导管比主动脉峡部略宽，两动脉弓均位于中线结构（气管和食管）的左侧。正常情况下，气管后方无血管走行（图 12.2）。

三、正常超声心动图：二维图像

正常情况下，此切面显示主动脉弓和动脉导管弓在脊柱左前方呈"V"形汇入降主动脉，其中"V"形的左支为肺动脉主干以及动脉导管，右支为主动脉弓。

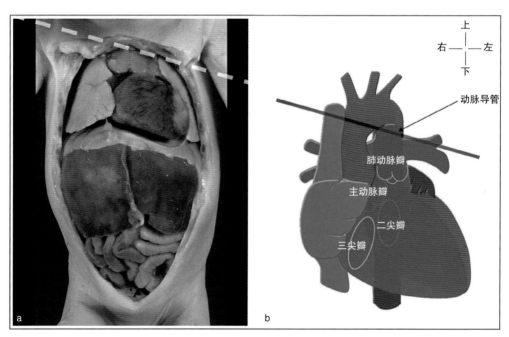

图 12.1 动脉导管和主动脉弓横切面在胎儿躯体（a）和心脏示意图（b）中的位置。动脉导管位于主动脉弓左下方，因此从完全水平位的主动脉弓横切面向左下倾斜可显示此平面

正常胎儿的动脉导管弓比主动脉弓略宽。由于此切面还可显示位于两动脉弓左侧允满羊水的气管（图 12.3），Yagel 等[1, 2]将其称为三血管气管切面。正常胎儿气管后方无血管结构显示，任何位于气管后方的血管均应考虑为迷走血管。在此切面上可对比两动脉弓的管腔大小，并能发现两者间可能存在的明显差异。然而，此切面显示的是两动脉弓的斜切面，因此无法准确评估其管腔大小，最好选择与血管垂直的切面进行测量。常规胎儿超声检查时，虽然没有必要测量所有

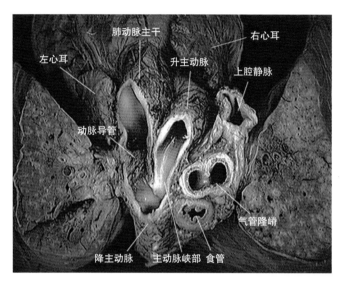

图 12.2　正常解剖标本的俯视观模拟显示动脉导管弓和主动脉弓横切面。动脉导管弓是由肺动脉主干经动脉导管与降主动脉相连而形成。正常情况下，主动脉弓和动脉导管弓在脊柱左前方汇合为降主动脉，动脉导管较主动脉峡部略宽。此标本取自孕 38 周意外自然死亡的胎儿，动脉导管内可看见发育良好的内皮皱褶，这是出生后导管闭合的解剖基础。标本还显示两动脉弓与气管隆嵴及食管的相互位置关系。气管后方无血管走行

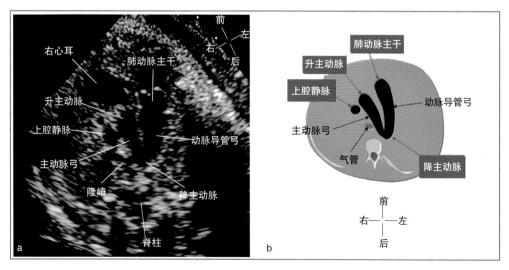

图 12.3　动脉导管弓和主动脉弓横切面的仰视观图像（a）及其示意图（b）。两动脉弓在脊柱左前方呈"V"形汇入降主动脉，且均位于气管的左侧

的大血管，但对可疑比例失常者应予以测量并判断是否正常。目前已经公布了大量按孕周绘制的正常值范围[3, 4]。

四、正常超声心动图：彩色血流成像

正常情况下，无论胎儿处于仰卧位还是俯卧位，彩色血流成像时主动脉弓和动脉导管弓的血流方向均应相同（图12.4，图12.5）。对于处于俯卧位的正常左位主动脉弓胎儿，经脊柱旁左缘扫查是显示此切面的唯一途径（图12.5）。

接近足月的正常胎儿，舒张早期主动脉峡部会出现少许逆向血流信号（图12.6）。通常认为这是由于随着孕周的增加，脑循环和胎盘循环之间阻力比率改

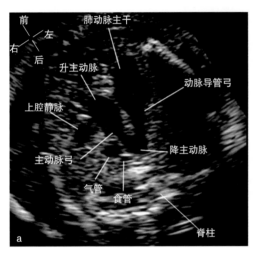
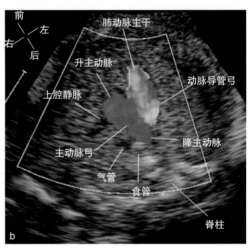

图 12.4　孕 23 周仰卧位正常胎儿的动脉导管弓和主动脉弓横切面二维图像（a）及收缩期彩色血流图（b）。两动脉弓内的血流均背离探头，显示为蓝色

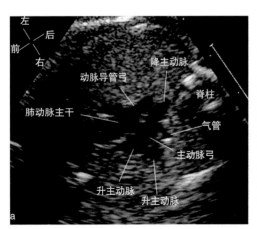
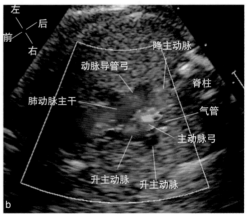

图 12.5　俯卧位正常胎儿的动脉导管弓和主动脉弓横切面二维图像（a）及收缩期彩色血流图（b）。两动脉弓内的血流均朝向置于脊柱左侧的探头，显示为红色

变所致。这种现象本身并不增加对体循环流出道梗阻的怀疑[5]。

脉瓣重度狭窄或闭锁，升主动脉和主动脉弓的血流可部分或全部通过动脉导管逆向灌注。主动脉弓发育不良的程度通常与梗阻程度成正比（图12.7）。

五、主动脉弓异常

（一）主动脉流出道严重梗阻

严重的主动脉流出道梗阻，如主动

（二）肺动脉流出道严重梗阻

严重的肺动脉流出道梗阻，如肺动

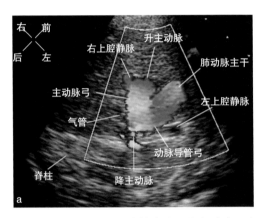
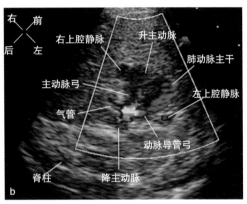

图 12.6 孕 36 周双上腔静脉胎儿的主动脉弓和动脉导管弓横切面彩色血流图。出生前后的超声心动图检查均未见其他异常。彩色血流图显示收缩早期（a）流向动脉弓的正常血流，呈蓝色；舒张早期（b）主动脉峡部少许逆向血流，呈红色。这种表现在接近足月的胎儿中较为常见

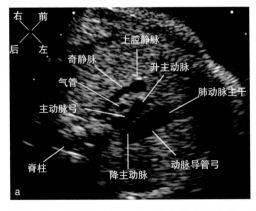
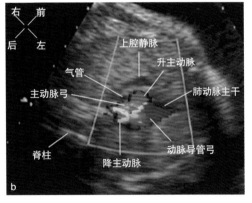

图 12.7 孕 30 周主动脉闭锁合并左心发育不良胎儿的动脉导管和主动脉弓横切面。二维图像（a）显示主动脉弓正常起始于胸腔中部，但管径明显小于动脉导管弓。主动脉弓呈正常左位，气管位于其右侧。奇静脉远端可见，于脊柱旁从右后方向前呈弓形走行，并于前方汇入上腔静脉。彩色血流图（b）显示动脉导管弓血流方向正常，从肺动脉主干流向降主动脉，呈蓝色；细小的主动脉弓血流为从后向前逆向灌注，呈红色

脉瓣闭锁或重度狭窄，肺动脉血流可部分或全部经动脉导管逆向灌注。这种情况下，动脉导管常常扭曲且近似平行于矢状面走行，因此，动脉导管的横切面常难以显示主动脉弓（图12.8）。

（三）肺动脉瓣假性闭锁

当存在严重的三尖瓣反流时，如常见的三尖瓣下移畸形或三尖瓣发育异常，由于右心室收缩压下降，不足以使肺动脉瓣开放，从而出现肺动脉瓣的假性闭锁[6,7]（图12.9）。此时即使没有右心室流出道的器质性梗阻，也可导致动脉导管的血流完全逆向进入肺动脉。动脉导管及肺动脉主干的逆向血流不能区分功能性和器质性肺动脉瓣闭锁，两者均可合并三尖瓣反流。如果在其他切面发现收缩期肺动脉瓣没有开放而舒张期存在反流，应怀疑肺动脉瓣假性闭锁的

可能。

（四）血管环

主动脉弓异常包括各种类型的先天性位置异常和（或）分支异常。有些类型是简单的位置异常，但有些类型的异常可形成环绕气管和食管的完整或不完整的血管环，而动脉导管和主动脉弓横切面则是诊断这类病变的最佳切面[8-10]。右位主动脉弓合并迷走左锁骨下动脉及左位动脉导管就属于这种类型的病变，它是继右位主动脉弓合并镜像分支之后最常见的右位主动脉弓异常。在横切面上，主动脉弓和动脉导管围绕气管形成"U"形血管环（图12.10）。还可选用胎儿脊柱腹侧冠状长轴切面以及能量多普勒超声技术来进行这种类型血管异常的产前评估[11]。虽然迷走左锁骨下动脉和左位动脉导管形成血管环，但因其处

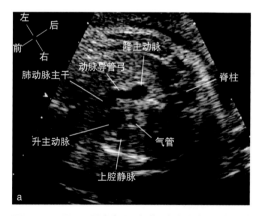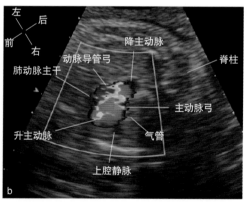

图12.8　孕33周室间隔完整型肺动脉闭锁的俯卧位胎儿动脉导管和主动脉弓横切面。二维图像（a）未显示主动脉弓，这是因为它位于更靠近头侧的平面，所以此图像实际上是动脉导管的横切面。动脉导管细小扭曲，而升主动脉扩张。彩色血流图（b）显示动脉导管呈逆向灌注。虽然二维图像未能显示主动脉弓，但其血流方向与彩色多普勒取样框之间存在适当夹角，因此主动脉弓血流仍可清晰显示

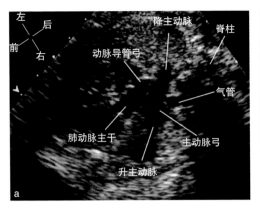

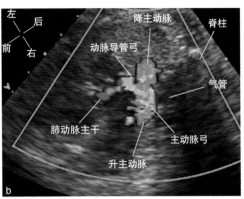

图 12.9　孕 37 周三尖瓣下移畸形俯卧位胎儿的动脉导管和主动脉弓横切面。二维图像（a）显示肺动脉内径小于主动脉。动态图像显示由于三尖瓣的严重反流，收缩期肺动脉瓣前向血流明显减少，瓣叶运动幅度减低而无法完全开放，导致肺动脉瓣的功能性闭锁。彩色血流图（b）证实了主动脉弓和肺动脉主干内径的大小差异。动脉导管血流逆向灌注，显示为蓝色；主动脉弓血流正常，显示为红色

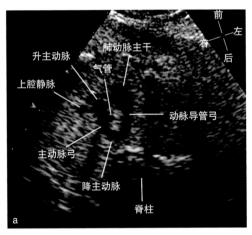

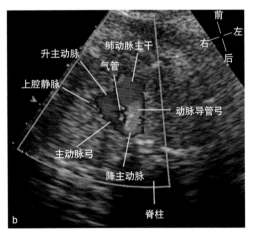

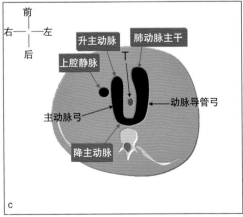

图 12.10　孕 35 周血管环胎儿的动脉导管和主动脉弓横切面（a，b）及其示意图（c）。二维图像（a）显示两动脉弓呈"U"形走行于气管两侧。主动脉弓位于气管右侧呈前后走行，动脉导管弓虽正常位于中线左侧，但在气管后方汇入降主动脉，形成在中线结构后方绕行的血管环。彩色血流图（b）证实主动脉弓呈右位，动脉导管弓在脊柱和气管之间汇入降主动脉

于松弛状态,绝大多数病例并无症状。

六、奇静脉扩张

正常情况下,奇静脉在妊娠中期的显示率接近50%,妊娠晚期为98%[12]。导致奇静脉扩张最常见的原因是下腔静脉离断伴奇静脉延续,这在心耳左侧异构时最常出现[13, 14]。相对少见的原因包括各种导致奇静脉血流增多的情况,比如某些类型的肺静脉或脐静脉异位引流。在动脉导管和主动脉弓横切面上,扩张的奇静脉在气管右侧形成第3个弓,血流方向与主动脉弓和动脉导管弓相反(图12.11)。

七、胎儿躯体横切面:概述

小结

到目前为止,本书通过数个章节讨论了胎儿超声心动图检查中的一系列横切面和斜横切面(图12.12),这些切面是进行胎儿心脏短轴切面检查的基础。胎儿心脏长轴切面检查难度通常很大,

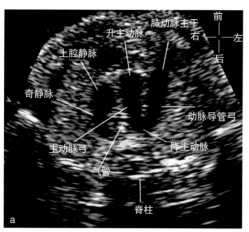

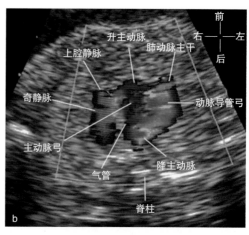

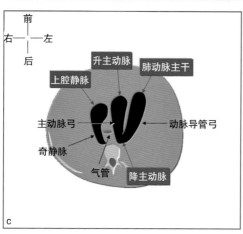

图 12.11 孕23周静脉导管缺如合并永久性右脐静脉经奇静脉引流汇入上腔静脉胎儿的动脉导管和主动脉弓横切面图像(a,b)及其示意图(c)。二维图像(a)显示存在3个弓形血管。中间为正常的左位主动脉弓,斜跨中线,气管位于主动脉弓右侧。动态图像可显示主动脉弓随心脏搏动而稍显扩张;左侧为正常动脉导管弓,于脊柱前方汇入降主动脉;右侧为明显扩张的奇静脉,向前呈弓形走行汇入上腔静脉。彩色血流图(b)显示主动脉弓和动脉导管弓血流为正常前后方向,从升主动脉和肺动脉主干朝向降主动脉,呈蓝色;奇静脉血流于脊柱右侧由后向前汇入上腔静脉,呈红色

并且经常需要耗费很长时间等待合适的胎儿体位，而横切面检查操作相对简单并易于显示。因此有学者建议，胎儿心脏检查应该在横切面上进行[1]。检查者将扫查平面由上腹部向头侧连续移动至胸腔顶部便可显示这些切面。

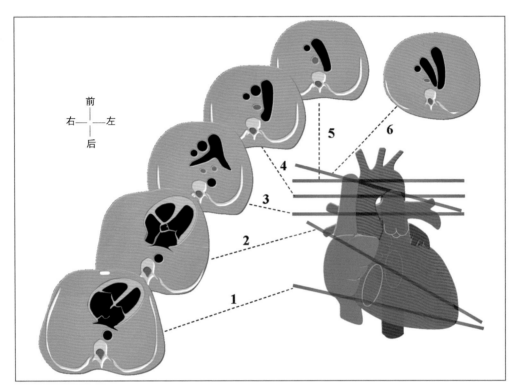

图 12.12　胎儿心脏检查所使用的胸部横切面和斜横切面的示意图。四腔心切面（1）：最底部的切面；五腔心切面（2）：由四腔心切面向头侧倾斜；三血管切面（3）：肺动脉主干分叉水平；动脉导管横切面（4）；主动脉弓横切面（5）；动脉导管和主动脉弓横切面（6）：由主动脉弓横切面向左下倾斜

（译者：陈娇，代小惠）

动态图 12-1　动脉导管和主动脉弓横切面：孕 24 周正常胎儿的动脉导管和主动脉弓横切面彩色多普勒血流图。PA，肺动脉；AO，升主动脉；SVC，上腔静脉；DAO，降主动脉；T，气管；SP，脊柱

动态图 12-2　动脉导管和主动脉弓横切面：孕 25 周主动脉缩窄胎儿的动脉导管和主动脉弓横切面显示主动脉弓明显变窄，内径小于上腔静脉。PA，肺动脉；ARCH，主动脉弓；SVC，上腔静脉

动态图 12-3　动脉导管和主动脉弓横切面：孕 25 周主动脉缩窄胎儿的动脉导管和主动脉弓横切面彩色多普勒血流图显示细小的主动脉弓内逆向灌注的血流信号呈红色（箭头）。PA，肺动脉；ARCH，主动脉弓；SVC，上腔静脉

动态图 12-4　动脉导管和主动脉弓横切面：孕 24 周主动脉缩窄胎儿动脉导管和主动脉弓横切面的二维与彩色多普勒血流图显示主动脉弓明显变窄，小于上腔静脉，此例主动脉弓内无逆向灌注血流信号。PA，肺动脉；ARCH，主动脉弓；SVC，上腔静脉；T，气管

动态图 12-5　动脉导管和主动脉弓横切面：孕 23 周左心发育不良综合征胎儿的动脉导管和主动脉弓横切面彩色多普勒血流图显示主动脉弓明显狭窄，肺动脉及动脉导管弓扩张，主动脉弓内探及逆向灌注血流，因朝向探头呈红色。PA，肺动脉；ARCH，主动脉弓；DA，动脉导管；SVC，上腔静脉；SP，脊柱，L，左；R，右

动态图 12-6　动脉导管和主动脉弓横切面：孕 26 周右位主动脉弓胎儿的动脉导管和主动脉弓横切面显示主动脉弓位于气管右侧，与动脉导管围绕气管形成"U"形血管环。PA，肺动脉；DA，动脉导管；AO，升主动脉；SVC，上腔静脉；SP，脊柱；L，左；R，右

动态图 12-7　导管和主动脉弓横切面：孕 26 周右位主动脉弓胎儿的动脉导管和主动脉弓横切面彩色多普勒血流图显示右位主动脉弓与动脉导管弓环绕气管形成"U"形血管环。PA，肺动脉；DA，动脉导管；AO，升主动脉；DAO，降主动脉；SVC，上腔静脉；T，气管；SP，脊柱；L，左；R，右

动态图 12-8　动脉导管和主动脉弓横切面：孕 25 周永存左上腔静脉胎儿的动脉导管和主动脉弓横切面显示血管数量异常，永存左上腔静脉位于肺动脉左侧，内径小于右上腔静脉。PA，肺动脉；AO，升主动脉；LSVC，左上腔静脉；RSVC，右上腔静脉；AzV，奇静脉；T，气管；SP，脊柱

动态图 12-9　动脉导管和主动脉弓横切面：孕 25 周永存左上腔静脉胎儿的动脉导管和主动脉弓横切面彩色多普勒血流图显示永存左上腔静脉血流，奇静脉扩张汇入右上腔静脉，因朝向探头呈红色。PA，肺动脉；AO，升主动脉；LSVC，左上腔静脉；RSVC，右上腔静脉；AzV，奇静脉；T，气管；SP，脊柱

动态图 12-10　动脉导管和主动脉弓横切面：孕 25 周永存左上腔静脉伴右上腔静脉缺如、右位主动脉弓伴右位动脉导管胎儿的动脉导管和主动脉弓横切面二维与彩色多普勒血流图显示动脉导管弓跨过中线在脊柱右侧汇入降主动脉，升主动脉位于脊柱右侧，这些征象表明动脉导管弓和主动脉弓均为右位。同时上腔静脉出现于肺动脉左侧，提示右上腔静脉缺如伴永存左上腔静脉，并可见半奇静脉汇入左上腔静脉。PA，肺动脉；AO，主动脉；LSVC，左上腔静脉；DA，动脉导管；HAzV，半奇静脉；DAO，降主动脉；SP，脊柱；L，左；R，右

动态图 12-11　动脉导管和主动脉弓横切面：孕 25 周奇静脉扩张胎儿的动脉导管和主动脉弓横切面彩色多普勒血流图显示脊柱右侧的扩张奇静脉内血流汇入上腔静脉。PA，肺动脉；AO，升主动脉；DAO，降主动脉；DA，动脉导管；SVC，上腔静脉；AzV，奇静脉

参考文献

1. Yagel S, Cohen SM, Achiron R (2001) Examination of the fetal heart by five short-axis views a proposed screening method for comprehensive cardiac evaluation. Ultrasound Obstet Gynecol 17:67-69

2. Yagel S, Arbel R, Anteby EY et al (2002) The three vessel and trachea view (3VT) in fetal cardiac scanning. Ultrasound Obstet Gynecol 20:340-345

3. Zalel Y, Wiener Y, Gamzu R et al (2004) The threevessel and tracheal view of the fetal heart: an in utero sonographic evaluation. Prenat Diagn 24:174-178

4. Moon MH, Cho JY, Park EJ et al (2007) Three-vessel view of the fetal heart: in utero development of the great vessels. Prenat Diagn 27:158-163

5. Fouron JC (2003) The unrecognized physiological and clinical significance of the fetal aortic isthmus. Ultrasound Obstet Gynecol 22 (5):441-447

6. Lee CL, Hsieh KS, Huang TC et al (1999) Recognition of functional pulmonary Atresia by color Doppler echocardiography. Am J Cardiol 83:987-988

7. Hiraumi Y, Watanabe K, Tomita H et al (2002) Doppler echocardiographic differentiation of functional from anatomical pulmonary atresia analysis using quantitative parameters, Circ J 66:665-667

8. Achiron R, Rotstein Z, Heggesh J et al (2002) Anomalies of the fetal aortic arch: a novel sonographic approach to in-utero diagnosis. Ultrasound Obstet Gynecol 20:553-557

9. Yoo SJ, Min JY, Lee YH, Roman K et al (2003) Fetal sonographic diagnosis of aortic arch anomalies. Ultrasound Obstet Gynecol 22:535-546

10. Patel CR, Lane JR, Spector ML, Smith PC (2006) Fetal echocardiographic diagnosis of vascular rings. J Ultrasound Med 25:251-257

11. Chaoui R, Schneider MBE, Kalache KD

(2003). Right aortic arch with vascular ring and aberrant left subclavian artery: prenatal diagnosis assisted by three-dimensional power Doppler ultrasound. Ultrasound Obstet Gynecol 22:661-663

12．Belfar HL, Hill LM, Peterson C et al (1990) Sonographic imaging of the fetal azygous vein. Normal and pathologic appearance. J Ultrasound Med 9(10):569-573

13．Sheley RC, Nyberg DA, Kapur R (1995)

Azygous continuation of the interrupted inferior vena cava: a clue to prenatal diagnosis of the cardiosplenic syndromes. J Ultrasound Med 14(5):381-387

14．Berg C, Geipel A, Kamil D et al (2005) The syndrome of left isomerism: sonographic findings and outcome in prenatally diagnosed cases. J Ultrasound Med 24(7):921-931

第十三章

上下腔静脉长轴切面（双腔静脉切面）

一、基本切面

沿胎儿躯体中线稍右侧的矢状面扫查可显示上下腔静脉长轴切面（图13.1）。此外，经右侧胸腔旁矢状面显示出主动脉弓长轴切面时稍微移动探头也可显示此切面（图13.2b）。由于该切面能显示上下腔静脉与右心房的连接，也被称为"双腔静脉切面"。

二、正常形态

正常胎儿的双腔静脉切面显示右心房位于膈上，肝右叶位于膈下，肝右叶内可见脐静脉和静脉导管（图13.3）。右心房内可见界嵴，与之垂直分布的梳状肌向前延伸至右心耳。界嵴后方为右心房腔静脉窦，与上、下腔静脉相连。下腔静脉近心段由于接收静脉导管和肝

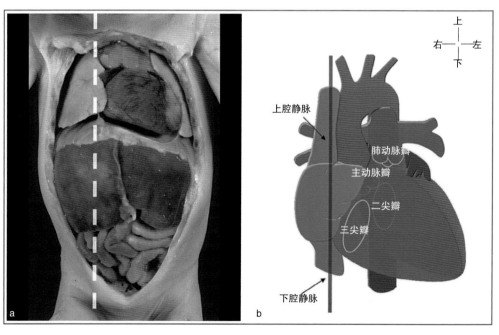

图 13.1　双腔静脉切面在胎儿躯体（a）和心脏示意图（b）中的位置

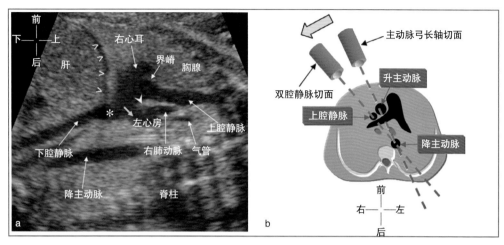

图 13.2　孕 36 周正常胎儿双腔静脉切面（a）及其示意图（b）。白色开放箭头示横膈。形成卵圆窝（黄色箭头）上缘的后上部房间隔（白色短箭头），骑跨于下腔静脉口（白色星号）上方。下腔静脉后方、脊柱前方可见部分降主动脉。如示意图显示双腔静脉切面与主动脉弓长轴切面之间角度很小。以降主动脉为轴心，在主动脉弓长轴切面上将探头稍向右侧转动（实心黄色箭头）即可显示双腔静脉切面

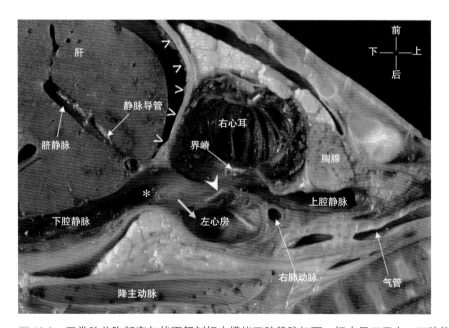

图 13.3　正常胎儿胸部旁矢状面解剖标本模拟双腔静脉切面。标本显示了上、下腔静脉与右心房及上部房间隔（白色短箭头）之间的位置关系。下腔静脉在静脉导管和肝静脉汇合水平（白色星号）以上内径增宽。黄色箭头所示为左、右心房间的卵圆孔通道。横膈（白色开放箭头）下方，可见脐静脉和静脉导管终末段。因为此切面向左侧倾斜，所以图像下方可显示降主动脉

静脉的血流而增宽。上部房间隔分隔左、右心房，并形成卵圆窝上缘，骑跨于下腔静脉入口上方。上腔静脉近右心房入口处后方可见右肺动脉短轴面，而上腔静脉和前胸壁之间可见胸腺。

三、正常超声心动图：二维图像

超声心动图的双腔静脉切面可显示上、下腔静脉纵切面及其与右心房的连接。正常情况下，除下腔静脉近心段因接收脐静脉和肝静脉的血液而内径增宽外，上、下腔静脉内径相似。此切面中，右心耳位于前方，后方为部分左心房，两者间为后上部房间隔。二维图像无法显示梳状肌。上腔静脉后方与左心房顶部上方之间可显示右肺动脉横切面[1]。

在双腔静脉切面上略微调整探头可显示肝内脐静脉末端及静脉导管，一般还可显示 1 支肝静脉。右心房近下腔静脉入口处可见下腔静脉瓣。声束经右侧胸壁由右向左倾斜显示此切面时，图像后方可显示沿脊柱走行的部分降主动脉（图 13.2，图 13.4）。

四、正常超声心动图：彩色血流成像及脉冲多普勒

能够显示出最佳解剖结构的切面通常无法进行最佳的彩色多普勒超声检查。因为当检查目标与声束垂直时，其解剖结构显示最为理想；而当检查目标（红

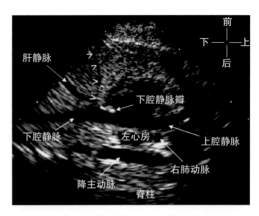

图 13.4　在双腔静脉切面上略微调整探头可显示下腔静脉瓣以及横膈（白色开放箭头）下方的 1 支肝静脉。此切面还可显示左心房后方的部分降主动脉

细胞）与声束平行时，彩色多普勒超声检查的效果才最佳。研究解剖结构与研究血流情况往往需要不同的声束入路，双腔静脉切面就是最好的例证之一。

声束通过胎儿心脏水平时所显示的双腔静脉切面，上、下腔静脉与声束垂直。从图 13.2 和图 13.4 可以看到此切面所显示的解剖细节非常清晰。而在此切面进行血流多普勒超声检查时，由于角度不佳，上、下腔静脉内的血流显示较为暗淡。彩色取样框中的血管内可能会出现无血流信号充盈的部分，这可能是由于未能探及多普勒频移，也可能是由于血流速度小于可显示的最低阈值。通过上下移动探头减小扫查角度，可改善血流显示。此外，将标尺阈值调整至20cm/s 以下，可加强腔静脉内低速血流的显示（图 13.5）。

上、下腔静脉的血流检查最好在胎儿躯体矢状面或旁矢状面进行。然而，

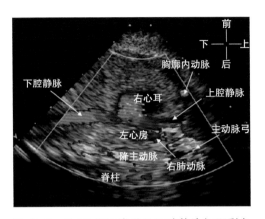

图 13.5　孕 36 周正常胎儿双腔静脉切面彩色血流图。彩色量程特意设置为 34cm/s。因为声束角度比较适宜，同时血流量较大，所以下腔静脉内的血流显示较好，而相邻的主动脉弓内显示血流混叠

即使胎儿体位非常适合，也很难将声束与腔静脉血流的夹角调整到 30° 以下。下腔静脉胸内段接收静脉导管近端和肝静脉血流。动物模型研究表明，这些不同来源的血流速度并不相同，而且通常不会相互混合[2]。肝左静脉血流（接收

静脉导管血流）从左背侧汇入下腔静脉，经下腔静脉瓣和上部房间隔（卵圆窝缘）流向卵圆孔进入左心房。因此，左心腔接收了来自胎盘的大部分较高含氧量的血液，并通过升主动脉供给冠状动脉循环和脑血管循环。而来自下腔静脉腹段和其他 2 支肝静脉（肝中静脉和肝右静脉）的血流则从右腹侧与上腔静脉的血流一同汇入右心腔。因为下腔静脉近心段为双源血流，所以检查其血流时最好将取样容积置于肾静脉与静脉导管出口之间的下腔静脉腹段（图 13.6a）。然而，由于这种操作对技术要求很高，可选择肝静脉进行检查[3]。

腔静脉血流频谱为三相波（图 13.6b）。第 1 个前向波峰（S 波）是由于心室收缩期三尖瓣由基底部向心尖方向运动使心房产生抽吸作用形成的。第 2 个较低的前向波峰（D 波）是舒张早期房室

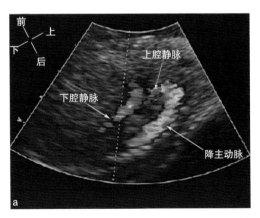

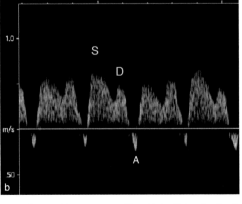

图 13.6　孕 22 周胎儿下腔静脉矢状面脉冲多普勒取样容积的位置（a）及其血流频谱（b）。探头置于胎儿上胸部，调整声束尽可能减小其与腔静脉的夹角。在脉冲多普勒检测时，彩色血流成像有助于取样容积在血管内的准确放置。血流频谱显示心室收缩期（S 波）和舒张期（D 波）的前向血流，以及心房收缩期的逆向血流（A）

瓣开放和心室被动充盈导致心房压下降形成的。而第 3 个较小的反向波（A 波）则是舒张晚期心房收缩产生的。正常情况下，心房收缩的逆向血流与心室收缩和舒张的前向血流比率会随着孕周的增大而减小，妊娠晚期该比率应小于 10%[4]。

由于声束角度很难准确校正，通常并不评估腔静脉血流的绝对速度，而是进行其他血流参数的测量，比如收缩期与舒张期峰值速度比（S/D）。这个比率代表血流的搏动性，在整个妊娠期基本保持在 1.8 ± 0.2[5-7]。上腔静脉的血流频谱除心房收缩时的反向波较小外，基本与下腔静脉血流频谱相同。

五、奇静脉

奇静脉连接下腔静脉肾上段与右

上腔静脉，它可起源于右腰升静脉、右肾静脉或下腔静脉，经横膈的主动脉裂孔进入胸腔，在胸椎与主动脉右侧之间上行，并接受右侧胸腔低位的 10 条肋间静脉的血液，于第 4 胸椎水平弓形向前，从背侧注入上腔静脉（见第 3 章，图 3.8）。

超声心动图检查时，如果胎儿体位合适，在双腔静脉切面探头稍向内侧倾斜即可显示奇静脉。在右支气管和右肺动静脉上方，奇静脉呈弓形与上腔静脉连接。彩色多普勒超声检查时，奇静脉弓血流信号颜色与主动脉弓颜色相反（图 13.7）。

六、上、下腔静脉比例异常

正常情况下，除下腔静脉近心段

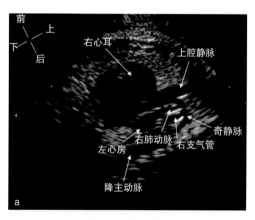
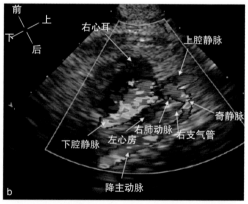

图 13.7 孕 36 周正常胎儿奇静脉长轴切面。二维图像（a）显示奇静脉自后方脊柱旁，经右肺动脉和右支气管上方呈弓形向前走行，于邻近上腔静脉与右心房连接处的后方汇入上腔静脉。由于此切面倾斜，从而未显示下腔静脉，但可见沿脊柱走行的部分降主动脉。彩色血流图（b）显示奇静脉弓内血流为红色。虽然下腔静脉未显示，但右心房底部仍可显示来自下腔静脉的血流。沿脊柱走行的降主动脉血流呈蓝色

外，上、下腔静脉内径相似。如果其中一支腔静脉管径异常增大，应怀疑引起血流量增加的各种原因，包括动静脉瘘、富血供的巨大肿瘤、体循环或肺循环静脉的异位引流等[8, 9]。上、下腔静脉的比例异常必须经彩色多普勒超声检查加以评估证实。图13.8~13.10为腔静脉比例异常的示例。

七、奇静脉扩张

奇静脉扩张最常见的原因是下腔静脉离断伴奇静脉延续，它是左侧异构最常见的特征之一，占产后系列病例的78%[10]。此外，某些病变，如巨大脐膨出造成肝疝导致下腔静脉扭结时，奇静脉成为血液回流心脏的替代途径，也会造成其管径扩张。下腔静脉离断时，肝静脉常常直接引流入心房底部。更为罕见的是，奇静脉可成为肺静脉或脐静脉异常引流的组成部分，从而导致其管径扩张（图13.11）。

在胎儿胸部横切面或长轴切面检查时，如果发现心脏后方的主动脉与奇静脉内径几乎相等，应首先怀疑奇静脉扩张。奇静脉比主动脉的位置更偏右后方[11]（图13.12）。

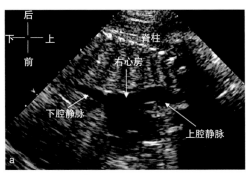

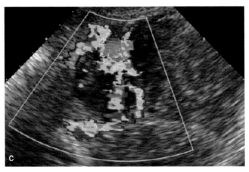

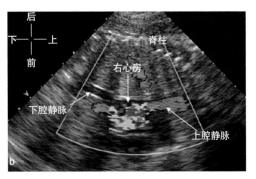

图13.8 孕33周颅内巨大动静脉畸形胎儿的双腔静脉切面。胎儿呈俯卧位。二维图像（a）显示由于上腔静脉是颅内巨大动静脉畸形的输出血管，其管径增宽扭曲。彩色血流图（b）显示虽然扫查角度不佳，但由于来自动静脉畸形的血流量较大，上腔静脉血流仍可很好地显示。胎头横切面彩色血流图（c）显示颅内较大的动静脉畸形，胎头后上方的卵圆形"动脉瘤"与多条血管相连

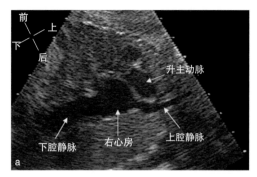

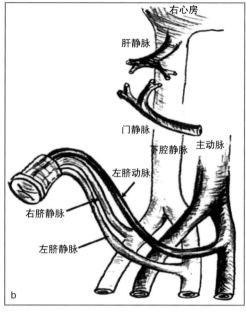

图 13.9　孕 30 周单脐动脉、双脐静脉绕过肝与髂血管相连以及胎盘多发动静脉瘘胎儿的双腔静脉切面。二维图像（a）显示下腔静脉明显增宽。由于大量胎盘静脉血液直接引流入髂静脉，使下腔静脉均匀增宽，甚至增宽至终末段。此病例脐血管示意图（b）显示静脉导管缺如，肝静脉引流入下腔静脉终末段。单一的左脐动脉与左髂动脉相连，而双脐静脉直接引流入髂静脉

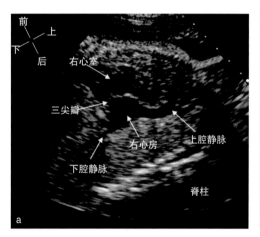

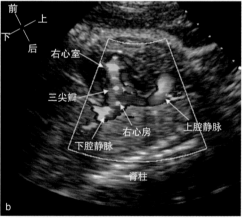

图 13.10　孕 35 周完全性肺静脉异位引流入右上腔静脉胎儿的双腔静脉切面。二维图像（a）显示上腔静脉，特别是其远心段，表现为不均匀性增大。彩色血流图（b）证实上腔静脉远心段内径异常。上腔静脉远心段位于胎儿胸腔的头侧，因此其内血流显示为蓝色

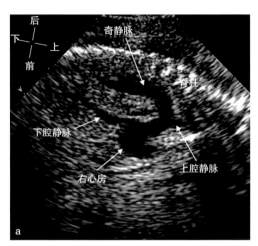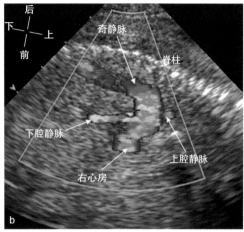

图 13.11 孕 21 周胎儿奇静脉长轴切面，胎儿呈俯卧位。静脉导管缺如，永久性右脐静脉经低位肋间静脉和奇静脉引流入上腔静脉。二维图像（a）显示明显扩张的奇静脉汇入上腔静脉，致使上腔静脉近心段扩张。彩色血流图（b）证实奇静脉血流明显丰富，同时还可看到 1 支较细的肝静脉血流进入右心房

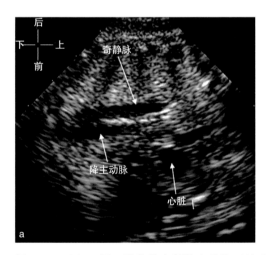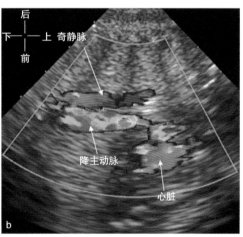

图 13.12 孕 31 周下腔静脉中断伴奇静脉延续胎儿的胸部长轴切面。胎儿呈俯卧位。二维图像（a）显示心脏后方后纵隔内存在管径几乎相等的 2 支血管。彩色血流图（b）显示 2 支血管的血流方向相反，分别显示为红色和蓝色。静态图无法确定 2 支血管的性质，但动态成像时，前方血管表现为搏动性血流，为大动脉特点；后方血管表现为典型的近似连续的低速静脉血流，为奇静脉

（译者：余莉，代小惠）

动态图 13-1　双腔静脉长轴切面：孕 24 周正常胎儿的双腔静脉长轴切面。IVC，下腔静脉；SVC，上腔静脉；RA，右心房；RV，右心室；Th，胸腺；Li，肝；SP，脊柱

动态图 13-2　奇静脉长轴切面：孕 25 周正常胎儿的奇静脉长轴切面彩色多普勒血流图显示双腔静脉血流汇入右心房，同时奇静脉血流汇入上腔静脉。IVC，下腔静脉；SVC，上腔静脉；RA，右心房；AzV，奇静脉

动态图 13-3　奇静脉弓长轴切面：孕 26 周下腔静脉离断胎儿的奇静脉长轴切面二维与彩色多普勒血流图显示扩张的奇静脉汇入上腔静脉。RV，右心室；RA，右心房；SVC，上腔静脉；AzV，奇静脉；LIVER，肝

动态图 13-4　胸部长轴切面：孕 25 周下腔静脉离断胎儿的胸部长轴切面显示后纵隔内存在管径相近的两根血管。DAO，降主动脉；AzV，奇静脉；ST，胃

参考文献

1．Yoo SJ, Lee YH, Cho KS, Kim DY (1999) Sequential segmental approach to fetal congenital heart disease. Cardiol Young 9:430-444

2．Schimdt KG, Silverman NH, Rudolph AM (1996) Assessment of flow events at the ductus venosus-inferior vena cava junction and at the foramen ovale in fetal sheep by use of multimodal ultrasound. Circulation 93:826-833

3．Nagueh SF, Kopelen HA, Zoghbi WA (1996) Relation of mean right atrial pressure to echocardiographic and Doppler parameters of right atrial and right ventricular function. Circulation 93:1160-1169

4．Hecher K, Campbell S (1996) Characteristics of fetal venous blood flow under normal circumstances and during fetal disease. Ultrasound Obstet Gynecol 7:68-83

5．Reed KL, Appleton CP, Anderson CF et al (1990) Doppler studies of vena cava flows in human fetuses. Circulation 81:498-505

6．Huisman TWA, Stewart PA, Wladimiroff JW (1991) Flow velocity waveforms in the fetal inferior vena cava during the second half of normal pregnancy. Ultrasound Med Biol 17:679-682

7．Huisman TWA, Stewart PA, Wladimiroff JW et al (1993) Flow velocity waveforms in the ductus venosus, umbilical vein and inferior vena cava in normal human fetuses at 12-15 weeks of gestation. Ultrasound Med Biol 19:441-445

8．Sau A, Sharland G, Simpson J (2004) Agenesis of the ductus venosus associated with direct umbilical venous return into the heart – case series and review of literature. Prenat Diagn 24:418-423

9．Chiappa E, Viora E, Botta G et al (1998) Arteriovenous fistulas of the placenta in a singleton fetus with large atrial septal defect and anomalous connection of the umbilical veins. Ultrasound Obstet Gynecol 12:132-135

10． Uemura H, HO SY, Devine WA, Kilpatrik LL et al (1995) Atrial appendages and venoatrial connections in hearts from patients with visceral heterotaxy. Ann Thorac Surg 60:561-569

11． Sheley RC, Nyberg DA, Kapur R (1995) Azygos continuation of the interrupted inferior vena cava: a clue to prenatal diagnosis of the cardiovascular syndromes. J Ultrasound Med 14:381-387

第十四章

主动脉弓长轴切面

一、基本切面

探头自胸骨右缘旁矢状面向左肩方向旋转可显示主动脉弓长轴切面。此切面还能同时显示下方的左、右心房斜切面（图 14.1）。

二、正常形态

正常情况下，主动脉弓长轴切面显示升主动脉起自胸腔中部，继而形成主动脉弓。主动脉弓上缘发出 3 支头颈部血管，依次为无名动脉、左颈总动脉和左锁骨下动脉。主动脉弓后方为右肺动脉和右主支气管横切面。主动脉弓发出无名动脉处的前上方为无名静脉横切面，它是上纵隔中最大的静脉，前方被胸腺包绕。

主动脉弓长轴切面亦是双房水平或房室连接水平的短轴切面。通常，前方

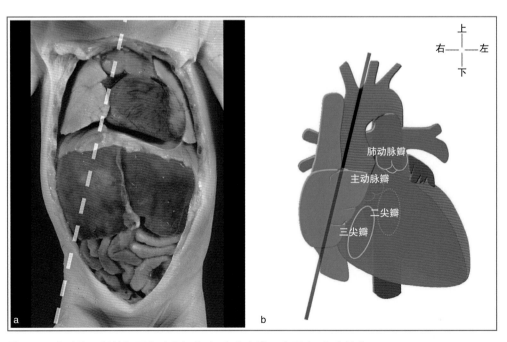

图 14.1 主动脉弓长轴切面在胎儿躯体（a）和心脏示意图（b）中的位置

为包括心耳的大部分右心房，后方为部分左心房。左、右心房之间可看到构成卵圆孔顶部的上段房间隔（卵圆窝缘），其下方为下腔静脉与右心房连接处（图14.2）。

胸主动脉可分为升主动脉、主动脉弓近端、主动脉弓远端、主动脉弓峡部及降主动脉（图14.3）。主动脉峡部位于左锁骨下动脉和动脉导管主动脉端之间。正常新生儿的主动脉弓自升主动脉起逐渐变细，至峡部时最细，其管径仅为升主动脉的60%。主动脉弓管腔的这种变化反映了胎儿期心输出量通过各段血管横截面的血流量比例。因为升主动脉的大部分血流都进入了脑循环，所以经过主动脉峡部的血流量最少。针对动物胎羊的研究表明，主动脉峡部的血流量仅占左、右心室排血量的10%，而升主动脉为32%，动脉导管为57%[1]。人类胎儿的多普勒血流研究已证实，主动脉弓峡部的血流随着妊娠进展而逐渐减少，尤其近足月时，可出现舒张早期的逆向血流[2, 3]。

主动脉峡部处于身体上下两部分循环之间，是胎儿血液循环中的重要血管结构。身体上部的血液循环由左心室泵血，其外周阻力主要源于脑循环；下部的血液循环由右心室泵血，外周阻力主

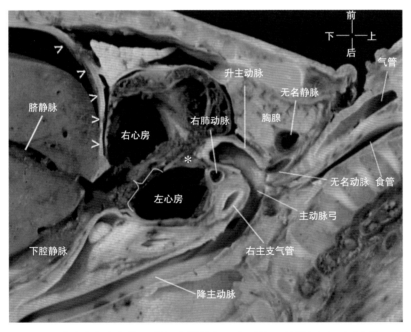

图14.2 胎儿胸部旁矢状面的标本模拟显示主动脉弓长轴切面。如图所示，主动脉弓曲度明显，起自胸部中央的双心房之间。由于此剖面制作非常困难，主动脉弓发出的3支头颈部血管中只显示了无名动脉的起始部。前上纵隔内可见被胸腺包绕的无名静脉横切面，颈部可见气管和食管的斜切面。主动脉弓下方可看到右肺动脉和右主支气管。白色星号示上部房间隔，该部分为卵圆孔（白色括号）上缘，其下部骑跨于下腔静脉开口处。白色开放箭头示横膈，下方为肝右叶

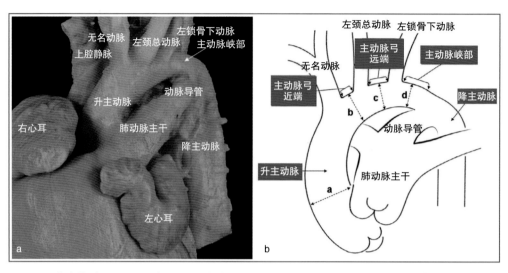

图 14.3　解剖标本（a）显示起源于主动脉弓的 3 支头颈部血管。主动脉弓在峡部后与动脉导管相连并延续为降主动脉，而峡部则位于左锁骨下动脉起始部和动脉导管之间。示意图（b）显示胸主动脉各节段（a~d）及其直径，主动脉峡部管径最小

要源于胎盘循环（图 14.4）。左、右心室的功能异常或梗阻以及脑循环与胎盘循环间阻力失衡均可导致主动脉峡部的血流异常。

三、正常超声心动图：二维图像

正常情况下，主动脉起源于位置靠后的左心室，二维图像显示主动脉弓曲度明显，形态似"手杖"，但这并非主动脉的特征性表现。大动脉转位伴主动脉位置前移时，主动脉弓弯曲程度就不是很明显。主动脉弓最具特征性的表现是有 3 支头颈部血管起源于弓的上缘。然而，即使胎儿处于最佳位置，也很难同时显示 3 支血管。因此，检查时往往需要稍微调整扫查平面分别显示这3 支血管。同时，检查中还需注意观察

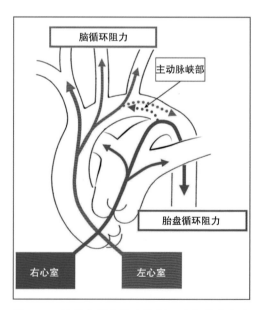

图 14.4　胎儿上半身的血液循环大部分由左心室泵血供应，其血管阻力来自脑循环；而下半身主要由右心室泵血，其血管阻力来自胎盘循环。通过主动脉峡部的血流因循环需求不同而来源不同，但皆源于上述 2 条路径

主动脉弓的连续性。主动脉弓长轴切面经沿胎儿躯体长轴扫查而得，该切面可显示后方脊柱和部分椎体的斜切面（图14.5a）。

在双腔静脉切面上声束向左侧略微倾斜即可显示主动脉弓长轴切面。另外，还可先将探头置于胸骨右缘显示胸部横切面，再调整声束方向，使之同时经过升主动脉和降主动脉，然后将扫查切面旋转90°，也可得到主动脉弓长轴切面（图14.5b）。

即使胎儿处于俯卧位也可显示主动脉弓长轴切面，尤其是妊娠中期肋骨骨化不明显时。对于正常左位主动脉弓俯卧位的胎儿而言，只有通过脊柱旁左缘才可显示此切面。扫查时应沿自左后到右前的旁矢状面进行，具体的扫查方法将在下一章节中讨论。由于椎体、肩胛骨及肋骨可吸收大量的声能，所以经脊柱旁路径显示图像的解剖细节不如经腹清晰，但许多细节仍可识别（图14.6）。

主动脉弓长轴切面对于主动脉弓整体形状的评估、主动脉弓各段大小的测量以及从主动脉瓣到降主动脉的多普勒检测都非常有帮助。

四、正常超声心动图：彩色血流成像及脉冲多普勒

正常主动脉弓弯曲明显，其内血流转向接近180°，因此，彩色血流成像时主动脉不同节段的血流颜色可完全相反，但均应为层流。仪器设置合适时，

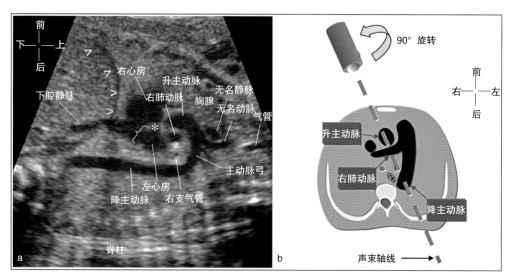

图14.5　孕28周正常胎儿的主动脉弓长轴切面（a）。图14.2中看到的所有结构均可在此图显示。主动脉弓形态似"手杖"。白色星号示上部房间隔，白色括号示卵圆孔，白色开放箭头示横膈。动脉导管横切面示意图（b）模拟了经此切面扫查主动脉弓长轴切面时探头应放置的位置、声轴调整的方向以及扫查平面如何旋转90°。扫查时探头应置于胸骨右缘

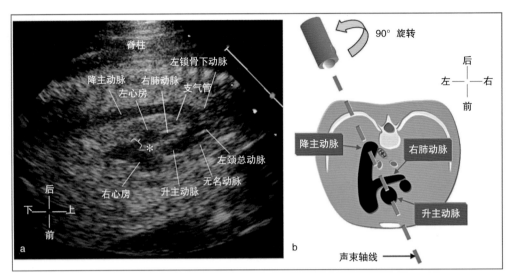

图 14.6 孕 23 周正常俯卧位胎儿的主动脉弓长轴切面（a）。虽然图像分辨率比经腹路径差，但仍可识别部分解剖细节。白色星号示上部房间隔，白色括号示卵圆孔。俯卧位胎儿的胸部横切面示意图（b）模拟了经此切面扫查主动脉弓长轴切面时探头应放置的位置、声轴的方向以及扫查平面如何旋转 90°。扫查时探头应置于脊柱左缘

可在 3 支头颈部血管起始段显示部分血流充盈（图 14.7）。

主动脉弓长轴切面非常适合进行主动脉弓近端和远端的彩色多普勒超声检查。其血流频谱与主动脉瓣前向血流相似，呈单相波，但舒张期有一前向血流频谱[4]（图 14.8），其出现的原因为舒张期主动脉壁的弹性回缩及较低的胎盘循环阻力。

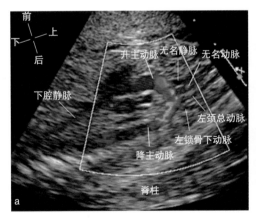
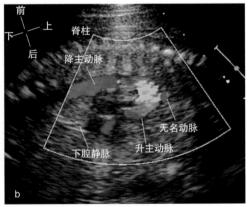

图 14.7 孕 23 周正常仰卧位胎儿（a）和俯卧位胎儿（b）主动脉弓长轴切面的收缩期彩色血流图。升主动脉及降主动脉内的血流颜色相反。主动脉弓内血流为层流，并在部分颈部血管起始部看到少量血流充盈

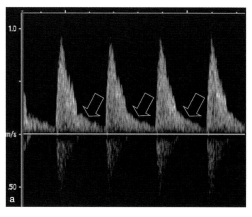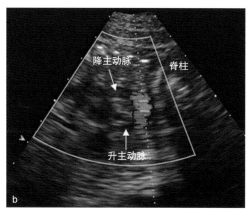

图 14.8　孕 20 周正常胎儿主动脉弓远端的脉冲多普勒图像（a）。经脊柱旁显示俯卧位胎儿的主动脉弓长轴切面（b），取样容积置于主动脉弓远端。因血流朝向探头，故频谱位于基线上方。中空黄色箭头示主动脉的舒张期血流

五、主动脉弓异常

下列几种常见的主动脉弓异常均可在其长轴切面上显示。

（一）严重主动脉流出道梗阻

主动脉流出道严重梗阻时，通常主动脉近端管腔减小，可见来自动脉导管的部分或完全性逆向灌注血流（图 14.9，图 14.10）。

主动脉缩窄是一种常见的先天性心脏病，约占产后先天性心脏病的 7%。虽然常见，但它是胎儿心脏检查中最常发生假阳性和假阴性的疾病之一，即使应用最好的技术，产前发现主动脉缩窄也颇具难度[5]。在非复杂先天性心脏病

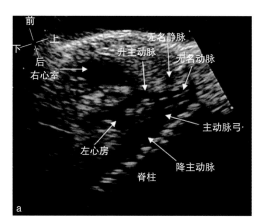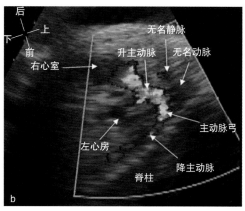

图 14.9　孕 33 周左心发育不良胎儿的主动脉弓长轴切面。二维图像（a）显示升主动脉及主动脉弓近端明显发育不良。主动脉弓曲度正常，头颈部血管自主动脉弓上缘发出。降主动脉内径正常。彩色血流图（b）显示主动脉弓内来自动脉导管（此图未显示）的逆向血流

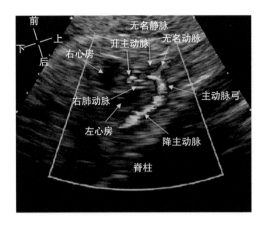

图 14.10 孕 24 周主动脉瓣狭窄胎儿的主动脉弓长轴切面。收缩期可见一细束血流经主动脉瓣进入主动脉根部。此血流在超声仪器分辨率低或检查条件设置不当时容易被遗漏。由于主动脉弓前向血流减少，其近端和远端可看到来自动脉导管（本图中未显示）的逆向血流

中主动脉缩窄的假阴性率较高，而在复杂先天性心脏病中较低。产前超声诊断主动脉缩窄依赖于直接和（或）间接征象。直接征象包括主动脉内凸向管腔的隔膜或主动脉弓及峡部的发育不良[5、6]（图 14.11）。虽然这些征象极具特异性，但常规产科超声检查很难发现这些图像特征。因此，怀疑主动脉缩窄主要依赖

于其间接征象，包括右心室及肺动脉内径分别大于左心室和升主动脉[7-9]。

主动脉弓离断时，其各节段无法连续显示[10]（图 14.12）。

（二）严重肺动脉流出道梗阻

正常胎儿的升主动脉和降主动脉内径相近，而在大多数导管依赖型肺循环

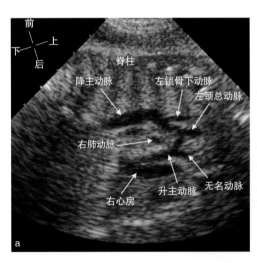

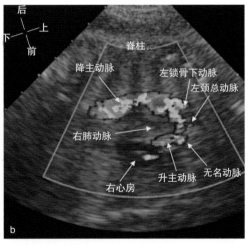

图 14.11 孕 33 周复杂型主动脉缩窄胎儿俯卧位的主动脉弓长轴切面。二维图像（a）显示主动脉弓管腔发育不良，呈管型狭窄，远端更为明显。3 支头颈部血管起始处之间的距离明显增宽。动脉导管（此图未显示）汇合处下方的降主动脉内径正常。彩色血流图（b）显示升主动脉前向血流为层流信号，而主动脉弓远端为逆向血流（蓝色）

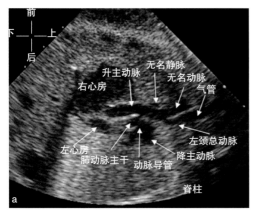
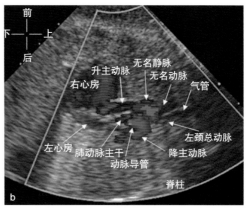

图 14.12 孕 30 周主动脉弓离断胎儿的主动脉弓长轴切面。胎儿为左位主动脉弓，离断处位于左颈总动脉与左锁骨下动脉之间（B型）。胎儿还合并室间隔缺损，与漏斗部室间隔对位不良有关。出生后荧光原位杂交检测显示染色体 22q11 缺失。二维图像（a）显示升主动脉轻度发育不良，至左颈总动脉处中断，主动脉弓与降主动脉未相连。降主动脉经动脉导管与肺动脉主干相通。彩色血流图（b）显示 2 条大动脉内血流均为层流，而主动脉弓近端与降主动脉之间血流不连续

病变中，由于左、右心室血液均射入主动脉或肺动脉的血流在心房水平通过卵圆孔重新进入体循环，导致升主动脉显著增宽，而肺动脉血流则源于动脉导管的逆行灌注或侧支动脉（图 14.13）。

（三）主动脉弓长轴切面的变异

不论心内结构正常与否，主动脉弓既可位于左位，也可位于右位。此外，多种类型的房室连接异常或心室 - 大动

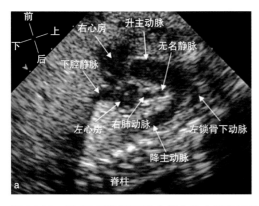
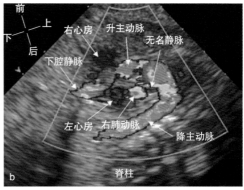

图 14.13 孕 27 周法洛四联症伴右位主动脉弓胎儿的主动脉弓长轴切面。二维图像（a）显示升主动脉及主动脉弓近端明显增宽。升主动脉后方可见两血管横切面，其中靠下的为相对较小的右肺动脉，靠上的为主动脉后方走行的无名静脉。主动脉弓位于右侧，但在胎儿躯体矢状面上无法判定主动脉弓偏向哪侧。笔者曾发现 3 例无名静脉走行于主动脉后方的病例，均合并法洛四联症和右位主动脉弓。彩色血流图（b）证实升主动脉扩张，动态图显示收缩期升主动脉搏动增强。无名静脉内血流流速低，未能显示其血流信号。右肺动脉内的血流因肺动脉瓣狭窄而呈湍流

脉连接异常，如完全型大动脉转位、右心室双出口、三尖瓣闭锁或右心室双入口等，均可合并大动脉的位置异常。因此，主动脉弓长轴切面的扫查平面有多种变化，从标准矢状面到具有一定角度的左、右旁矢状面，需要根据升主动脉和降主动脉的不同位置调整扫查平面。扫查时首先显示胸腔横切面，调整探头使得升主动脉与降主动脉位于同一声轴方向，然后将扫查平面旋转 90° 便可显示主动脉弓长轴切面（图 14.14）。主动脉弓横切面的章节（第十一章）中列举了多种扫查主动脉弓方位的超声心动图示例。

当主动脉位置前移时，主动脉弓曲度将减小。因此，识别主动脉不能根据其本身的弯曲程度，而应根据是否发出头颈部 3 支血管这一更可靠的特征。颈部血管只能通过主动脉弓长轴切面显示（图 14.15，图 14.16）。

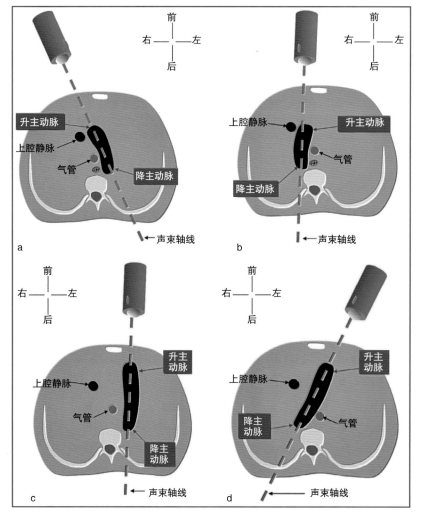

图 14.14 经主动脉弓横切面示意图显示了如何调整声轴方向以便在扫查平面旋转 90° 后得到主动脉弓长轴切面。其中，a 和 b 分别为升主动脉正常后位的左位和右位主动脉弓；c 和 d 为升主动脉左前位的左位和右位主动脉弓。在 b 和 c 中，经矢状面扫描可显示主动脉弓长轴切面，而在 a 和 d 中需分别通过胸骨右缘和左缘的旁矢状面才能获得

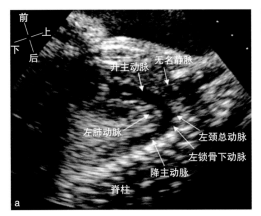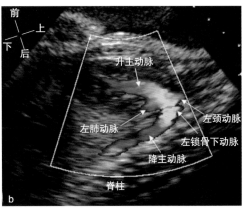

图 14.15　孕 35 周右心室双出口合并大动脉错位胎儿的主动脉弓长轴切面。主动脉位于肺动脉的左前方。二维图像（a）显示与头颈部血管相连的为主动脉，由于主动脉与右心室相连，主动脉弓曲度不明显，但其各段形态规则。彩色血流图（b）证实前方的血管为主动脉，同时显示其发出头颈部血管起始处的血流信号。主动脉内血流为正常层流

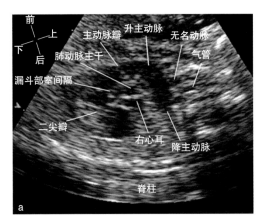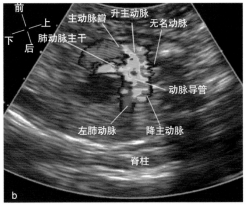

图 14.16　孕 25 周三尖瓣闭锁合并心室 – 大动脉异常连接胎儿的主动脉弓长轴切面。升主动脉位于肺动脉的右前方。二维图像（a）显示前方的大血管与头颈部血管相连，为主动脉，其内径明显大于肺动脉主干，且与肺动脉平行。由于主动脉在胸骨后方与漏斗部相连，主动脉弓曲度不明显。漏斗部室间隔向后方偏移导致肺动脉流出道梗阻。此切面动态图显示房室连接处仅见 1 组二叶式房室瓣。彩色血流图（b）证实肺动脉起源于动脉下圆锥，内径狭窄，前向血流呈花色混叠信号。由于肺动脉血流明显梗阻，细小的动脉导管内可探及舒张期的逆向血流

（四）二尖瓣闭锁合并室间隔缺损时的主动脉弓

二尖瓣闭锁合并室间隔缺损而心室 – 大动脉连接正常时，升主动脉及主动脉弓的内径大小取决于室间隔缺损的大小（图 14.17）。如果缺损较大，即使左心室发育不良，升主动脉及主动脉弓的内径也大多正常。

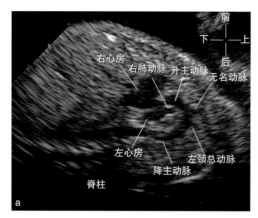 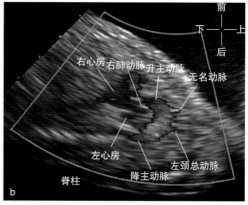

图 14.17 孕 23 周二尖瓣闭锁合并室间隔缺损胎儿的主动脉弓长轴切面。二维图像（a）显示主动脉各段均轻度发育不良，头颈部血管起源于曲度正常的主动脉弓。由于左心室流入道受阻，故卵圆孔瓣凸向右心房。彩色血流图（b）显示虽然二尖瓣闭锁，但心室内的血流经主动脉瓣下室间隔缺损顺行进入升主动脉，因此主动脉内血流信号正常

（译者：陈娇，蒲利红）

动态图 14-1 主动脉弓长轴切面：孕 24 周正常胎儿主动脉弓长轴切面。RV，右心室；RA，右心房；LA，左心房；ARCH，主动脉弓；DAO，降主动脉

动态图 14-2 主动脉弓长轴切面：孕 24 周正常胎儿主动脉弓长轴切面彩色多普勒血流图。PA，肺动脉；ARCH，主动脉弓；IA，无名动脉；LCA，左颈总动脉；LSA，左锁骨下动脉；DAO，降主动脉

动态图 14-3 主动脉弓长轴切面：孕 23 周左心发育不良综合征胎儿的主动脉弓长轴切面显示升主动脉及主动脉弓近端明显发育不良，降主动脉内径正常。ARCH，主动脉弓；DAO，降主动脉

动态图 14-4 主动脉弓长轴切面：孕 23 周左心发育不良综合征胎儿的主动脉弓长轴切面彩色多普勒血流图显示主动脉弓内来自动脉导管的红色逆向灌注血流。ARCH，主动脉弓；DAO，降主动脉

动态图 14-5　主动脉弓长轴切面：孕 25 周主动脉缩窄胎儿的主动脉弓长轴切面显示主动脉弓内径狭窄、走行僵硬，降主动脉内径正常。AO，升主动脉；ARCH，主动脉弓；DAO，降主动脉

动态图 14-6　主动脉弓长轴切面：孕 25 周主动脉缩窄胎儿的主动脉弓长轴切面彩色多普勒血流图。AO，升主动脉；ARCH，主动脉弓；DAO，降主动脉；LIV，左无名静脉

动态图 14-7　主动脉弓长轴切面：孕 23 周主动脉弓离断 A 型胎儿的主动脉弓长轴切面显示主动脉弓与降主动脉连续性中断（箭头），离断处位于主动脉弓峡部、左锁骨下动脉与动脉导管之间。AAO，升主动脉；DAO，降主动脉；IA，无名动脉；LCCA，左颈总动脉；LSA，左锁骨下动脉

动态图 14-8　主动脉弓长轴切面：孕 23 周主动脉弓离断 A 型胎儿的主动脉弓长轴切面彩色多普勒血流图显示主动脉弓血流中断（箭头），未与降主动脉连续。AAO，升主动脉；DAO，降主动脉；IA，无名动脉；LCCA，左颈总动脉；LSA，左锁骨下动脉

动态图 14-9　主动脉弓长轴切面：17 周三尖瓣闭锁合并心室 – 大动脉异常连接胎儿的主动脉弓长轴切面显示前方的大血管与头颈部血管相连，为主动脉，并与肺动脉平行。LV，左心室；LA，左心房；AO，主动脉；PA，肺动脉；ARCH，主动脉弓；DA，动脉导管；DAO，降主动脉

动态图 14-10　主动脉弓长轴切面：17 周三尖瓣闭锁合并心室 – 大动脉异常连接胎儿的主动脉弓长轴切面彩色多普勒血流图。LV，左心室；LA，左心房；AO，主动脉；PA，肺动脉；ARCH，主动脉弓；DA，动脉导管；DAO，降主动脉

动态图 14-11　主动脉弓长轴：孕 25 周完全型大动脉转位胎儿的主动脉弓长轴切面显示前方与心室连接大血管发出头颈部血管，为主动脉，并与肺动脉平行。RV，右心室；RA，右心房；LA，左心房；AO，主动脉；PA，肺动脉；ARCH，主动脉弓；IA，无名动脉；LCCA，左颈总动脉；LSA，左锁骨下动脉；DA，动脉导管；DAO，降主动脉

动态图 14-12　主动脉弓长轴：孕 25 周完全型大动脉转位胎儿的主动脉弓长轴切面彩色多普勒血流图。RV，右心室；RA，右心房；LA，左心房；AO，主动脉；PA，肺动脉；ARCH，主动脉弓；DA，动脉导管；DAO，降主动脉

动态图 14-13　主动脉弓长轴切面：孕 24 周矫正型大动脉转位伴肺动脉狭窄胎儿的主动脉弓长轴切面显示与心室连接的大动脉发出头颈部血管，位于前方，内径大于后方血管，后方血管隐约显示分叉结构，怀疑为肺动脉，前方较宽血管则为主动脉，二者呈前后并行排列。RV，右心室；LA，左心房；ARCH，主动脉弓；PA，肺动脉；DAO，降主动脉

参考文献

1. Heymann MA (1989) Fetal and neonatal circulations. In: Adams FH, Emmanouillides GC, Riemenschneider TA (eds) Heart disease in infants, children, and adolescents. Williams & Wilkins, Baltimore, pp 24-35

2. Fouron JC, Zarelli M, Drblik SP et al (1994) Lessard M. Normal flow velocity profile through the fetal aortic isthmus. Am J Cardiol 74:483-486

3. Fouron JC (2003) The unrecognized physiological and clinical significance of the fetal aortic isthmus. Ultrasound Obstet Gynecol 22(5):441-447

4. Choi JY, Noh CI, Yun YS (1991) Study on Doppler waveforms from the fetal cardiovascular system. Fetal Diagn Ther 6:74-83

5. Sharland GK, Chan KY, Allan LD (1994) Coarctation of the aorta: difficulties in prenatal diagnosis. Br Heart J 71:70-75

6. Hornberger LK, Sahn DJ, Kleinman CS et al (1994) Antenatal diagnosis of coarctation of the aorta: a multicenter experience. J Am Coll Cardiol 23:417-423

7. David N, Iselin M, Blaysat G et al (1997) Disproportion in diameter of the cardiac chambers and great arteries in the fetus. Contribution to the prenatal diagnosis of coarctation of the aorta. Arch Mal Coeur Vaiss 90:673-678

8. Brown DL, Durfee SM, Hornberger LK (1997) Ventricular discrepancy as a sonographic sign of coarctation of the fetal aorta: how reliable is it? J Ultrasound Med 16:95-99

9. Hornung TS, Heads A, Hunter AS (2001) Right ventricular dilatation in the fetus: a study of associated features and outcome. Pediatr Cardiol 22:215-217

10. Volpe P, Marasini M, Caruso G et al (2002) Prenatal diagnosis of interruption of the aortic arch and its association with deletion of chromosome 22q11. Ultrasound Obstet Gynecol 20:327-331

第十五章

动脉导管长轴切面

一、基本切面

在胎儿身体中线偏左侧的矢状面，或将探头略转向胎儿左肩的旁矢状面，均可显示一组动脉导管长轴切面。图15.1通过胎儿躯体和心脏示意图显示了其中最靠两侧的切面所处的位置。如图所示，这组切面可显示肺动脉主干、动脉导管以及与之相连的降主动脉，但各切面显示的心脏内部结构却并不相同。

实际上，旁矢状面可以显示出右心室流入道、三尖瓣以及主动脉根部横切面，而标准矢状面则可由前向后分别显示右心室小梁部、二尖瓣和左心房。

二、正常形态

在这组切面中，肺动脉主干位于上方，向后走行并分为 2 支，下支为左肺动脉，上支为汇入降主动脉的动脉导管。

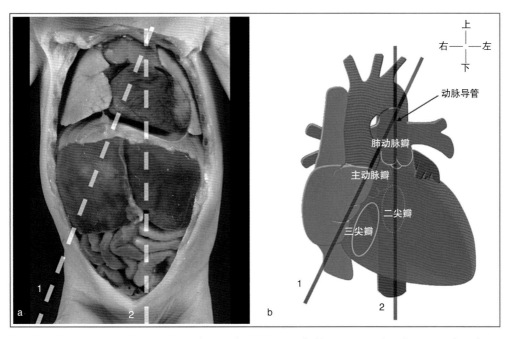

图 15.1　动脉导管长轴切面中最靠两侧的 2 个切面在胎儿躯体（a）和心脏示意图（b）中的位置。线 1 示旁矢状面扫查，线 2 示标准矢状面扫查

肺动脉主干、动脉导管和降主动脉之间的血管连续构成了所谓的动脉导管弓。

沿标准矢状面扫查时，图像中央为左心室流出部的斜切面，其下方为左心房，两者由二尖瓣前瓣分隔开来。三尖瓣和右心室流入道顶端部分的右心室横切面显示于图像的前方（图15.2）。

沿旁矢状面扫查时，图像中央为主动脉根部及主动脉瓣的横切面，其下方为左、右心房。在此切面上，顺时针旋转探头则变为右心室流出道水平的心脏短轴切面。

在邻近胎儿躯体中线的矢状面和旁矢状面上可显示脊柱的长轴切面，位于图像后方的是连续纵行排列的椎体，椎体前方为降主动脉。

三、正常超声心动图：二维图像

正常情况下，胎儿动脉导管弓位置比主动脉弓更靠前，原因是动脉导管弓的前支（即肺动脉主干）与右心室漏斗部相连，而后者是心脏最靠前的结构。因此，动脉导管弓的弯曲程度不如主动脉弓明显，超声图像上常表现为"曲棍球杆"征。动脉导管肺动脉端的下方是左肺动脉起始段。动脉导管弓最重要的特征是没有朝向头颈部走行的血管分支，而仅能看到左锁骨下动脉在动脉导管主动脉端的上方汇入主动脉弓的远端（峡部）。

如前文所述，与动脉导管弓同时显示的心内结构在矢状面和旁矢状面上并不相同。在旁矢状面上，主动脉瓣横切

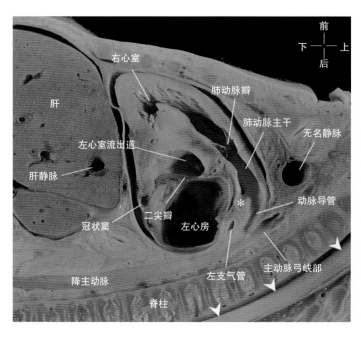

图15.2　沿胎儿胸骨左缘标准矢状面切制的大体标本。位于上方的肺动脉主干与动脉导管长轴切面共同汇入降主动脉（动脉导管弓）。白色星号示左肺动脉起始部。上纵隔内可见无名静脉。左心室流出道位于切面中央，经二尖瓣前瓣与左心房相隔。切面前方为右心室横切面，后方为脊柱长轴切面以及位于脊柱前方的降主动脉。白色短箭头示脊髓

面位于中央，而左、右心房与三尖瓣以及右心室则环绕其周围。使用高分辨率超声检查可显示房间隔及左心房内的卵圆孔瓣。右心房内常可看到膜样的下腔静脉瓣将其分成前后两部分：后方的心腔接收下腔静脉和肝静脉的血流，而前方的心腔，即所谓的前庭，经三尖瓣与右心室相连。同样，在此切面上还可同时显示一部分降主动脉和椎体（图15.3）。

　　沿标准矢状面扫查时，图像中央为左心室流出道的斜切面，其后方为左心房，两者之间为二尖瓣前瓣。标准矢状面的特征是可以显示降主动脉的长轴切面，表现为位于胸椎和腰椎前方的长条形管腔样结构（图15.4a）。

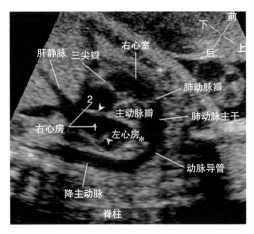

图 15.3　孕 28 周正常胎儿旁矢状面显示的动脉导管长轴切面。该切面显示了由肺动脉主干、动脉导管和降主动脉组成的动脉导管弓。图像中央为主动脉瓣横切面，被左、右心房与三尖瓣以及右心室环绕。黄色短箭头示房间隔的卵圆孔瓣凸入左心房内。白色短箭头示位于右心房后部（1）和前庭（2）之间的下腔静脉瓣。白色星号示左肺动脉起始部

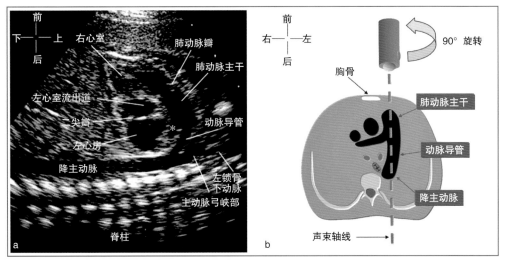

图 15.4　孕 23 周胎儿标准矢状面获取的动脉导管长轴切面二维图像（a）。动脉导管弓的"曲棍球杆"征清晰可见。左锁骨下动脉起始部位于动脉导管汇入降主动脉处上方。白色星号示左肺动脉起始部。模拟动脉导管横切面的示意图（b）阐释了探头应放置的位置以及如何操控探头旋转 90°后显示动脉导管的长轴切面。检查时探头需放置于胎儿胸骨左缘

根据笔者的经验，动脉导管长轴的标准矢状面比旁矢状面更容易获取。为显示这个切面，扫查时可首先显示胎儿胸腔的横切面，如果胎儿处于仰卧位，探头应置于胎儿胸骨左缘，使肺动脉主干和降主动脉位于同一声轴上，然后探头旋转90°，即可获取该切面（图15.4b）。

动脉导管长轴切面与短轴切面结合，可以评估动脉导管的大小、形态及血流情况。与右心室流出道切面结合，有助于评估右心室漏斗部、肺动脉瓣和肺动脉主干。

四、正常超声心动图：彩色血流成像及脉冲多普勒

胎儿处于仰卧位时，动脉导管弓的血流呈蓝色。当降主动脉与声束方向垂直时，只有肺动脉主干和动脉导管可以显示彩色血流信号（图15.5）。探头向胎儿头侧移动，则可使降主动脉全程均显示出血流信号。动脉导管血流的峰速在胎儿循环中最高，因此，收缩早期动脉导管的血流很容易出现彩色混叠。

动脉导管的血流频谱在收缩期和舒张期均为前向波，其血流峰速为整个胎儿心血管循环中最高。由于肺血管阻力高及肺灌注减少，导致右心室的大部分血液都经动脉导管分流进入降主动脉。动脉导管血流的收缩期峰值加速时间高于主动脉和肺动脉，这与胎盘循环的阻力较低有关。当收缩期的正向波回到基线时，随即会出现位于舒张期的第2个正向波（图15.6），这个波比第1个波窄，它被认为是由于肺动脉主干及其分支的血管壁回弹所致，从而使更

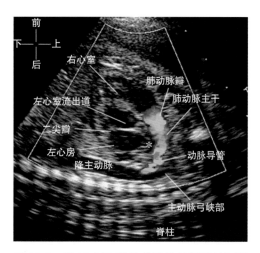

图 15.5 孕23周正常胎儿动脉导管长轴切面的彩色血流图。图像显示收缩早期肺动脉瓣和动脉导管的血流轻度混叠。尼奎斯特极限为42cm/s。白色星号示左肺动脉的起始部

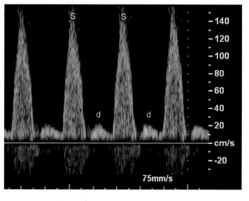

图 15.6 孕36周正常胎儿动脉导管长轴切面显示的动脉导管血流脉冲多普勒频谱。由于经脊柱旁左缘探查，动脉导管的血流方向朝向探头，从而显示为正向波。图像显示收缩期峰速（s）较高，达到140cm/s，而舒张期峰速（d）较低，小于20cm/s

多的血液从肺动脉流向主动脉[1]。动脉导管的收缩期峰速变化很大，孕6周时小于50cm/s，而到妊娠晚期可达到130~160cm/s。舒张期的峰速也存在这种变化，从妊娠早期的近似于0到晚期的30~40cm/s。搏动指数在整个妊娠期间相对稳定，波动于1.9~3.0之间[2]。

五、动脉导管依赖型体循环

在动脉导管依赖型体循环中，右心室排血总量的重新分布导致动脉导管内径增宽，但其位置和形态通常正常（图15.7，图15.8）。

六、动脉导管依赖型肺循环

在动脉导管依赖型肺循环中，动脉导管通常会出现大小、形态和起源的

异常。如果动脉导管位置正常，其管腔通常偏小并反向弯曲，更接近垂直面走行[3]。这种形态异常是因为血流从主动脉逆向灌注进入动脉导管所致（图15.9）。该类型的动脉导管无法在标准的动脉导管长轴切面显示，通常可以在主动脉弓长轴切面上看到（图15.10）。

室间隔完整型肺动脉瓣重度狭窄或闭锁时，动脉导管的形态有时显示为正常。很多作者认为，之所以一些肺动脉瓣重度狭窄或闭锁胎儿到足月时发现病情并没有那么严重，是因为这类病例在妊娠早期存在较好的前向血流[4]，这也许可以解释为什么这部分病例的动脉导管大小和形状是正常的（图15.11）。

七、动脉导管：提前收缩或关闭

胎儿期动脉导管的开放是胎盘和

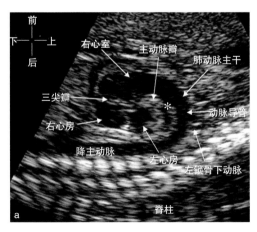
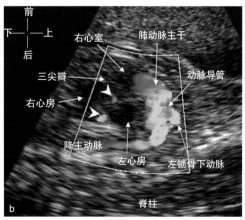

图15.7　孕23周左心发育不良胎儿旁矢状面的动脉弓长轴切面。二维图像（a）显示由于右心室排血总量的重新分布引起动脉导管弓扩张，而主动脉根部过于细小以致难以辨认。白色星号示左肺动脉起始部。彩色血流图（b）证实动脉导管弓增宽，且血流出现部分混叠。白色短箭头示由左心房经狭窄的卵圆孔进入右心房的2束细窄血流

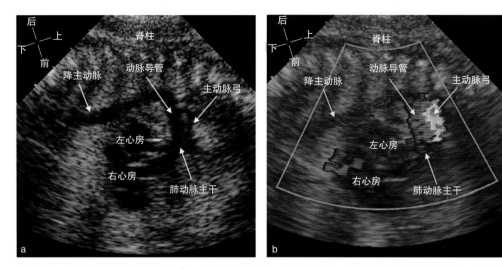

图 15.8　孕 33 周复杂型主动脉缩窄胎儿的动脉导管长轴切面。从胸椎旁左缘斜行扫查，二维图像（a）可同时显示主动脉弓和动脉导管弓。主动脉弓横部较肺动脉和动脉导管明显变细。彩色血流图（b）显示动脉导管弓的血流方向正常，显示为红色，而主动脉弓的血流来源于动脉导管的逆向灌注，因而显示为蓝色

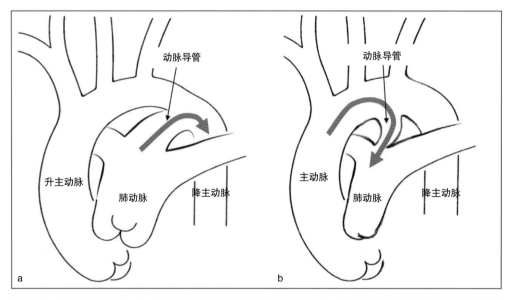

图 15.9　正常情况下（a），动脉导管近似水平位汇入降主动脉，其血流方向从肺动脉进入降主动脉。发生肺动脉闭锁时（b），动脉导管走行常常更接近垂直位，血流方向为从主动脉弓到肺动脉

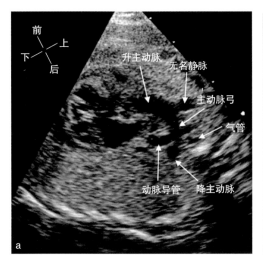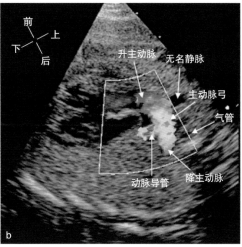

图 15.10　孕 27 周肺动脉瓣闭锁合并完全性房室间隔缺损胎儿的主动脉弓长轴切面。二维图像（a）显示动脉导管起自主动脉弓的凹面，近似垂直位走行。动脉导管较主动脉弓细，并呈反向弯曲。彩色血流图（b）显示主动脉血流逆向灌注进入动脉导管

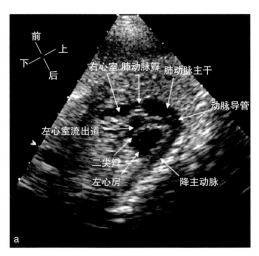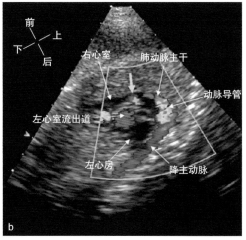

图 15.11　孕 23 周肺动脉重度狭窄胎儿的动脉导管长轴切面。二维图像（a）显示肺动脉主干内径正常，这种情况在此类先天性瓣膜畸形中很常见。虽然肺动脉流出道严重梗阻，但动脉导管曲度正常。彩色血流图（b）显示收缩早期通过肺动脉瓣的细束前向血流（黄色箭头）。若没有使用高分辨率的超声仪器并设置合适的检查模式，该细束血流很容易被忽略。另外，这种细束血流在动态图像上也很容易被忽略，因此逐帧播放动态图像更有利于识别。动脉导管血流逆向灌注肺动脉主干，显示为红色。即使肺动脉瓣开放程度很小，也可增加经动脉导管球囊扩张的成功率，并能降低并发症的出现

动脉导管壁释放前列腺素持续刺激的结果，其中胎盘起着主要作用。

某些因素可能会导致胎儿动脉导管的提前收缩或关闭，比如母体服用前列腺素合成酶抑制剂。已有大量文献报道了吲哚美辛引起的导管缩窄或关闭[5-7]，这种并发症的发生率随着孕周的增加而增加，且与服用剂量相关[8]。其他抗炎药物由于能阻断环氧合酶产生前列腺素，也会导致这种并发症[9, 10]。即使没有使用前列腺素合成酶抑制剂，也可发生动脉导管的提前收缩或关闭（图15.12）。最近发现这种病变可能与妊娠期间母体服用草药茶和葡萄汁有关[11]。产前出现的动脉导管缩窄或关闭可导致进行性右心室功能不良、继发性三尖瓣反流、充血性心力衰竭甚至胎儿死亡。新生儿的持续性肺动脉高压与宫内动脉导管缩窄有关。虽然幸存患儿的远期预后较好，但仍有发生新生儿死亡的危险。诊断明确后，应尽早采取措施促使产妇分娩以避免出现上述并发症。

如果在动脉导管短轴切面上怀疑存在动脉导管缩窄或关闭，必须通过导管长轴切面进一步确认。扫查时应确保显示整个导管管腔，否则容易导致假阳性。二维超声检查怀疑动脉导管缩窄或关闭时，需应用彩色多普勒超声检查证实[12, 13]。对于动脉导管缩窄的病例，长轴切面常常是评估导管大小和血流情况的最佳选择，可应用脉冲多普勒或连续多普勒评估缩窄处的血流速度。对于重度导管缩窄的病例，则有必要使用连续多普勒，因为缩窄处的血流速度可大于3m/s（图15.13）。对于导管关闭的病例，检查时要小心，不要误将左肺动脉

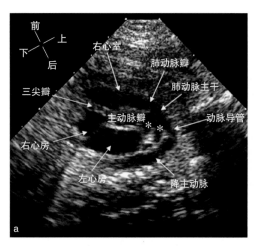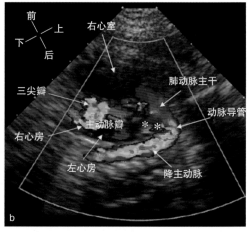

图15.12　孕32周动脉导管提前收缩胎儿的动脉导管旁矢状面。二维图像（a）可无异常表现，容易漏诊，只有仔细扫查才可发现动脉导管主动脉端的狭窄。收缩期的彩色血流图（b）证实动脉导管的主动脉端存在狭窄，其内血流加速进入降主动脉。右心房内可见继发的三尖瓣反流。白色星号示左、右肺动脉的起始部

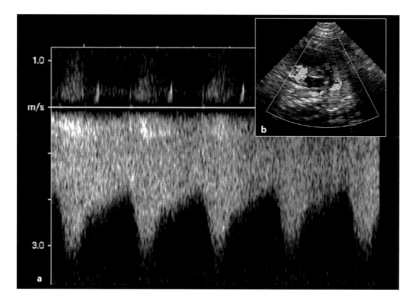

图 15.13　与图 15.7 所示为同一病例。连续多普勒超声检查（a）显示动脉导管内的血流频谱，其收缩期流速接近 3m/s，大大超过动脉导管血流速度的正常高限。舒张期流速为 1.8m/s。图 b 显示取样线的位置（虚线）

血流当成动脉导管的血流（图 15.14）。四腔心切面可显示动脉导管缩窄或关闭的间接征象，包括右心室肥厚、功能不良及三尖瓣反流。

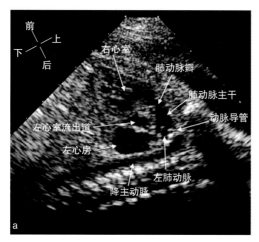
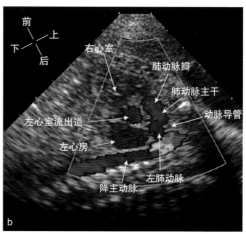

图 15.14　孕 29 周动脉导管完全关闭胎儿的动脉导管长轴切面。二维图像（a）显示动脉导管的管壁增厚、管腔消失，和出生后表现一样。在彩色血流图（b）上容易将邻近的左肺动脉血流误认为动脉导管的前向血流，即使经验丰富的检查者也可能出现漏诊

（译者：彭谨，蒲利红）

动态图 15-1　胎儿动脉导管弓长轴切面：孕 24 周正常胎儿旁矢状面显示的动脉导管长轴切面，箭头示卵圆孔。LA，左心房；RA，右心房；RV，右心室；RVOT，右心室流出道；PA，肺动脉；AO，主动脉；DA，动脉导管；DAO，降主动脉

动态图 15-2　胎儿动脉导管弓长轴切面：孕 24 周正常胎儿旁矢状面显示的动脉导管长轴切面彩色多普勒血流图，短箭头示动脉导管血流，长箭头示左锁骨下动脉。LA，左心房；RA，右心房；RV，右心室；RVOT，右心室流出道；PA，肺动脉；AO，主动脉；LSA，左锁骨下动脉；DA，动脉导管；DAO，降主动脉

动态图 15-3　动脉导管弓长轴切面：孕 23 周正常胎儿标准矢状面显示的动脉导管长轴切面的二维与彩色多普勒血流图。LA，左心房；LV，左心室；RV，右心室；PA，肺动脉；AO，主动脉；DA，动脉导管；DAO，降主动脉

参考文献

1. Van der Mooren K, Barendregt LG, Wladimiroff JW (1991) Flow velocity waveforms in the human fetal ductus arteriosus during the normal second half of pregnancy. Pediatr Res 30:387-390

2. Huta JC (1995) The fetal ductus arteriosus. In: Copel JA, Reed KL (eds) Doppler ultrasound in obstetrics and gynecology. Raven Press, New York, pp 325-331

3. Santos MA, Moll JN, Drumond C et al (1980) Development of the ductus arteriosus in the right ventricular outflow tract obstruction. Circulation 62:818

4. Hornberger LK, Benacerraf BR, Bromley BS et al (1994) Prenatal detection of severe right ventricular outflow tract obstruction: pulmonary stenosis and pulmonary atresia. J Ultrasound Med 13:743-750

5. Eronen M, Pesonen E, Kurki T et al (1991) The effects of indomethacin and a beta-sympathomimetic agent on the fetal ductus arteriosus during treatment of premature labor: a randomized double-bind study. Am J Obstet Gynecol 164:141-146

6. Mohen D, Newham JP, D'Orsogna L (1992) Indomethacin for the treatment of polydramnios: a case of constriction of the ductus arteriosus. Aust NZ J Obstet Gynaecol 32:243-246

7. Shehata BM, Bare JB, Denton TD et al (2006) Premature closure of the ductus arteriosus: variable response among monozygotic twins after in utero exposure to indomethacin. Fetal Pediatr Pathol 25:151-157

8. Moise KJ (1993) Effect of advancing gestational age on the frequency of fetal ductal constriction in association with maternal indomethacin use. Am J Obstet Gynecol 168:1350-1353

9. Paladini D, Marasini M, Volpe P (2005) Severe ductal constriction in the third-trimester fetus following maternal self-medication with nimesulide. Ultrasound Obstet Gynecol 25:357-361

10. Auer M, Brezinka C, Eller P et al (2004) Prenatal diagnosis of intrauterine premature closure of the ductus arteriosus following maternal diclofenac application. Ultrasound Obstet Gynecol 23:513-516

11. Zielinsky P, Piccoli Jr AL, Manica JL et al (2006) Ingestion of herbal teas and grape juice during pregnancy is associated to fetal ductal constriction: a clinical approach. Cardiol Young 17(I):8

12. Huhta JC, Moise KJ, Fisher DJ et al (1987) Detection and quantitation of constriction of the fetal ductus arteriosus by Doppler echocardiography. Circulation 75:406-412

13. Tulzer G, Gudmundsson S, Sharkey AM et al (1991) Doppler echocardiography of fetal ductus arteriosus constriction versus increased right ventricular output. J Am Coll Cardiol 18:532-536

第十六章

动脉导管和主动脉弓切面的特殊观察方法

手法

以胎儿上纵隔横切面为基础，可比较容易显示主动脉弓和动脉导管长轴切面。例如，在此切面上，调整声束方向使升主动脉和降主动脉均位于声束轴线上，然后将探头旋转90°即可显示主动脉弓长轴切面。对于正常仰卧位的胎儿，探头置于胎儿胸骨右缘可获得这种声束方向（图16.1）。

同样在此横切面上，调整声束方向使肺动脉主干和降主动脉均位于声束轴线上，然后将探头旋转90°即可显示动脉导管长轴切面。对于正常仰卧位的胎儿，探头置于胎儿胸骨左缘可获得这种声束方向（图16.2）。

对于正常俯卧位的胎儿，可经脊柱左缘显示主动脉弓和动脉导管弓的矢状面（图16.3a），经脊柱右缘可从背侧显示双腔静脉切面（图16.3b）。图16.4所

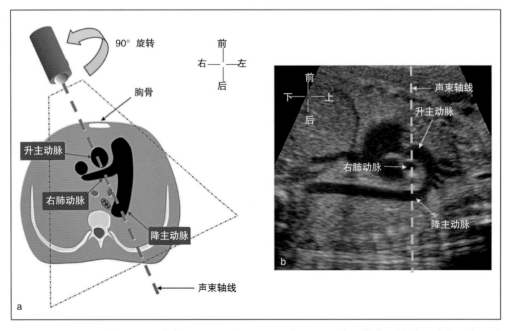

图16.1　胎儿仰卧位时动脉导管横切面的示意图（a）。探头置于胸骨右缘，使升主动脉和降主动脉均位于声束轴线上，然后将探头旋转90°，即可显示主动脉弓长轴切面（b）

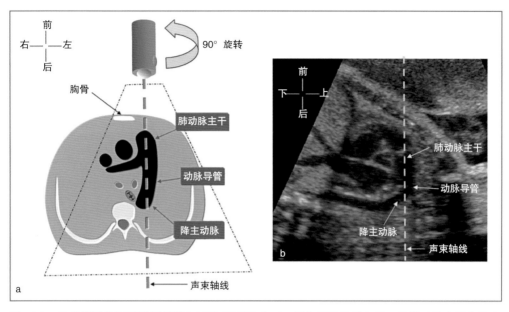

图 16.2 胎儿仰卧位时动脉导管横切面的示意图（a）。探头置于胸骨左缘，使肺动脉主干和降主动脉均位于声束轴线上，然后将探头旋转 90°，即可显示动脉导管长轴切面（b）

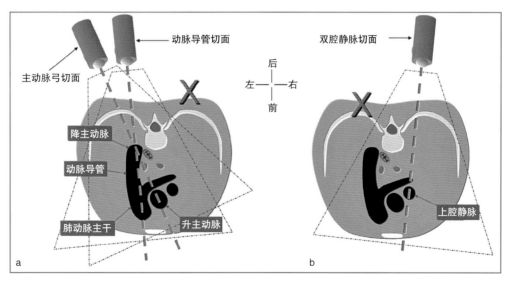

图 16.3 胎儿俯卧位时动脉导管横切面的示意图。由于降主动脉位于脊柱左侧，经脊柱左缘适当的扫查平面可显示主动脉弓和动脉导管的矢状面（a），而经脊柱右缘则无法显示（红色叉号）。相反，经脊柱右缘可从背侧显示双腔静脉切面（b），而经脊柱左缘则无法显示（红色叉号）

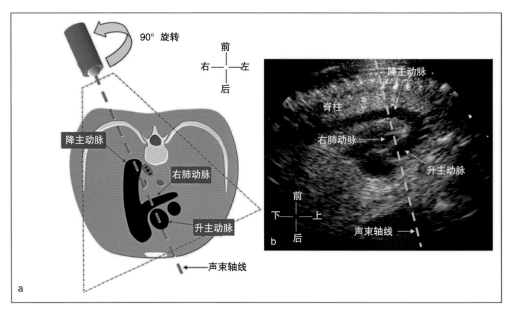

图 16.4　胎儿俯卧位时动脉导管横切面的示意图（a）。探头置于脊柱左缘，使升主动脉和降主动脉均位于声束轴线上，然后将探头旋转 90°，即可显示主动脉弓长轴切面（b），此时脊柱位于图像前方

示为经胎儿脊柱左缘显示的主动脉弓矢状面图像。

　　显然，只有将探头置于某些特定位置时才能显示主动脉弓和动脉导管弓的长轴切面。如果胎儿体位不合适，要显示这些切面对检查者和患者来说将会非常耗时。此外，胎儿胸腔的矢状面还受肋骨和胸骨声影的限制，在妊娠晚期更为明显。经胎儿胸腔侧缘的较大区域能够更容易地显示主动脉弓和动脉导管弓的横切面（图 16.5），声束经肋间隙扫查通常也可取得较好的效果，甚至

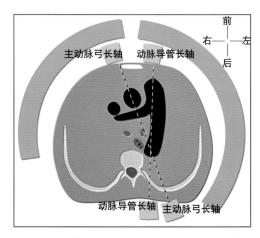

图 16.5　绿色扇区表示可经胎儿胸廓显示主动脉弓和动脉导管横切面的区域，黄色扇区表示可显示主动脉弓和动脉导管长轴切面的区域

在妊娠晚期时也可以显示（图16.6，图16.7）。然而，这些切面常常受到上肢和肩胛骨位置的影响。检查时最好避免胎儿胸部过于朝前，因为这种体位容易受到胸骨声影的干扰（图16.8）。

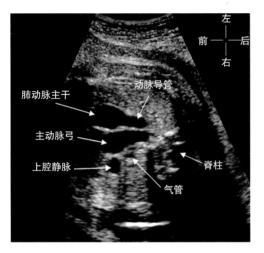

图16.6　孕35周胎儿经左胸部显示的正常动脉导管和主动脉弓横切面。虽然孕周过大，但横切面上仍能显示两动脉弓

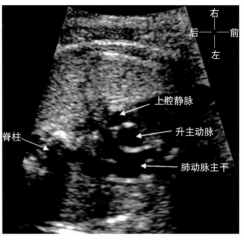

图16.7　孕34周胎儿经右胸部横向显示的正常三血管切面。图像显示3条血管的大小、形态及排列正常。如果胎儿体位保持不变就不可能显示主动脉弓和动脉导管弓的矢状面

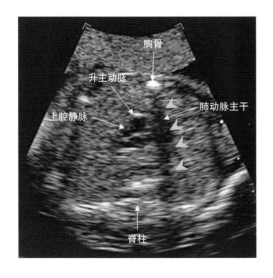

图16.8　三血管切面显示因声束正对胎儿胸部正中所导致的胸骨声影。由于肋软骨声影明显（黄色短箭头），其后方的肺动脉无法辨认

（译者：李雷，代小惠）

第十七章

右心室流出道切面

一、基本切面

由于胎儿心脏呈水平位，心脏短轴切面接近胎儿躯体的矢状面。将探头由平行于胎儿脊柱的矢状面向左轻微旋转，使切面方向从右季肋部指向左肩，然后保持探头方向不变，同时将扫查平面向左移动，就能获得从心底至心尖的一系列短轴切面。

扫查平面从主动脉弓长轴切面向左

侧移动可获得显示右心室流出道的心脏短轴切面（图 17.1）。因为主动脉根部与心轴近乎平行，所以该短轴切面可同时显示主动脉根部的横切面（图 17.1b）。此外，由于正常心脏的大动脉相互环绕，左、右心室流出道近乎交叉垂直，导致该短轴切面可显示右心室流出道的长轴，故将此切面命名为右心室流出道切面（图 17.2）。

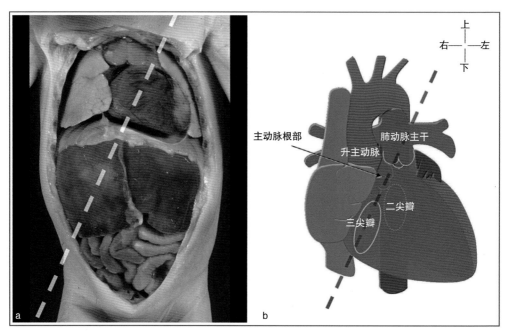

图 17.1　虚线所示为右心室流出道切面在胎儿躯体（a）和心脏示意图（b）中的位置

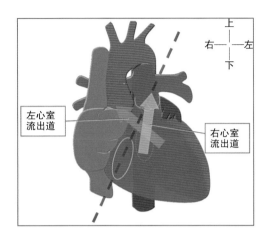

图 17.2　心脏示意图显示了左心室流出道（红色实心箭头）和右心室流出道（蓝色实心箭头）近似垂直交叉，后者的长轴与右心室流出道切面（虚线）近似平行

二、正常形态

在右心室流出道切面中，主动脉根部位于切面中央，右心结构沿主动脉根部环绕排列（图 17.3）。

三、正常超声心动图：二维图像

如前文所述，该切面可显示右心大部分结构，包括右心房、三尖瓣、动脉圆锥（漏斗部）、肺动脉瓣以及肺动脉主

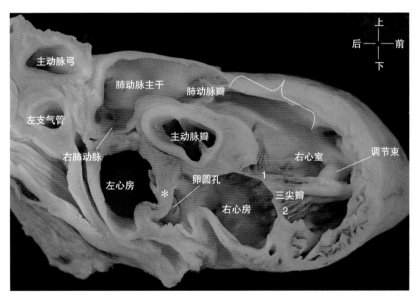

图 17.3　沿胎儿躯体旁矢状面切制的大体标本模拟显示右心室流出道切面。切面中央为主动脉瓣水平的主动脉根部横切面。切面上方为肺动脉瓣，位于漏斗部（大括号所示）与肺动脉主干的连接处。后上方可见源自肺动脉主干的右肺动脉起始段。切面下方为左、右心房的斜切面及房间隔（白色星号），前下方为连接右心房和右心室入道的三尖瓣，该切面显示的是隔瓣（1）和前瓣（2）。切面前方为环绕主动脉根部的右心室流入道和流出道（漏斗部）

干（图17.4a）。由于该切面可显示主动脉和肺动脉的根部，非常适合进行大动脉根部内径的测量。此外，该切面还可评估室间隔膜部缺损以及室间隔漏斗部的移位。切面后方通常可见肺动脉主干

分支为右肺动脉和动脉导管。主动脉根部后方为左心房及房间隔，应用高分辨率超声检查可动态显示凸入左心房的卵圆孔瓣（图17.4b）。由于该切面为倾斜的胎儿长轴面，因而仅显示少量椎体。

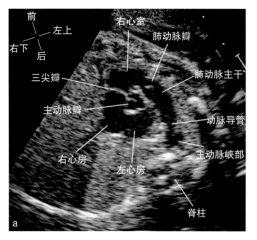
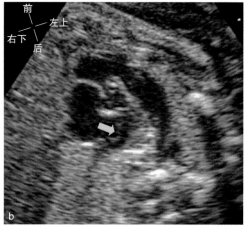

图17.4　孕22周正常胎儿的右心室流出道切面（a）。该图局部放大（b）显示凸入左心房的卵圆孔瓣（黄色箭头）

四、正常超声心动图：彩色血流成像及脉冲多普勒

该切面显示的右心室流入道与流出道间角度最大，近似垂直，两者形成一弧形曲线。当此曲线朝向超声图像的扇尖时，切面提供的探查角度特别适合进行右心室流入道和流出道的多普勒超声检查（图17.5），也适合观察三尖瓣、右心室流出道和肺动脉瓣的血流情况（图17.6）。

图17.7~17.11展示了部分先天性心脏病在右心室流出道切面的表现。

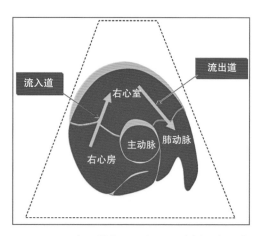

图17.5　示意图模拟显示经胎儿腹侧的右心室流出道切面中右心室流入道与流出道的关系。右心室流入道和流出道的方向（黄色箭头）约成直角

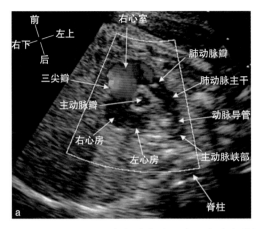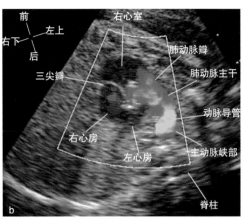

图 17.6 孕 22 周正常仰卧位胎儿右心室流出道切面的彩色血流图。舒张期（a）显示三尖瓣开放，右心室内充盈红色血流信号，而流出道内显示较弱的蓝色血流信号，肺动脉瓣关闭。收缩期（b）显示三尖瓣关闭，右心室流出道的蓝色血流进入肺动脉主干。动脉导管处显示稍混叠的蓝色血流信号，因此处已达峰值流速

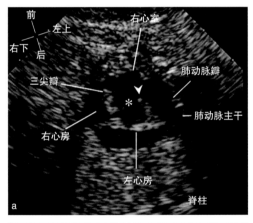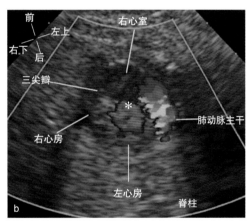

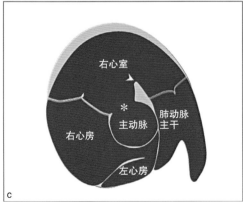

图 17.7 孕 27 周对位不良型室间隔缺损胎儿的右心室流出道切面（a，b）及其示意图（c）。二维图像（a）显示主动脉瓣下室间隔缺损（白色星号），室间隔漏斗部（白色短箭头）与主动脉前壁对位不良，但漏斗部未见狭窄，肺动脉主干内径正常。彩色血流图（b）显示肺动脉瓣前向血流并未梗阻。动态图像显示室间隔缺损处心室水平的双向分流

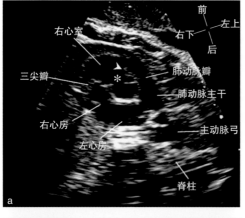

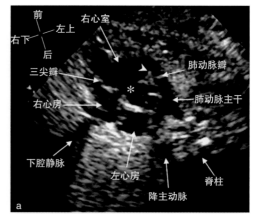

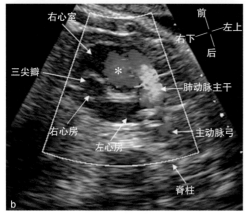

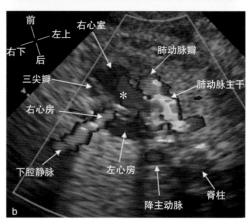

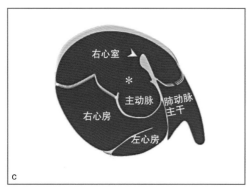

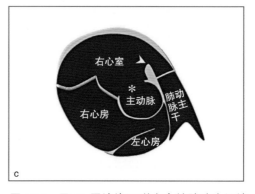

图 17.8　孕 36 周典型法洛四联症胎儿的右心室流出道切面（a，b）及其示意图（c）。二维图像（a）显示主动脉瓣下的室间隔缺损（白色星号）。因室间隔漏斗部（白色短箭头）前移，导致右心室流出道狭窄。虽然肺动脉主干内径小于主动脉，但相对正常。收缩期彩色血流图（b）显示肺动脉瓣前向血流略加速。室间隔缺损处为蓝色血流，表明右心室血流经缺损分流入主动脉根部

图 17.9　孕 31 周法洛四联症合并肺动脉闭锁胎儿的右心室流出道切面（a，b）及其示意图（c）。二维图像（a）与图 17.8a 所示病例相似，然而动态观察未见肺动脉瓣收缩期的开放活动。彩色血流图（b）显示肺动脉瓣前向血流缺失，肺动脉主干内可见来自动脉导管的红色逆向血流，证实存在肺动脉瓣闭锁。由于合并右位主动脉弓，降主动脉横切面位于脊柱右侧

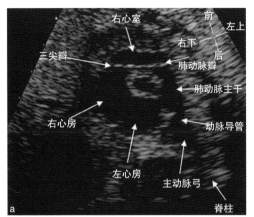

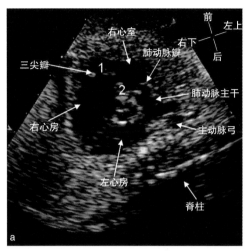

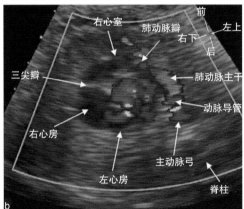

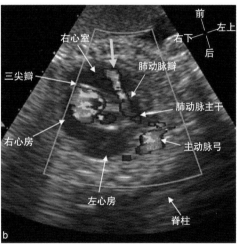

图 17.11 孕 33 周三尖瓣下移畸形胎儿的右心室流出道切面。二维图像（a）显示右心房明显扩大。动态图像显示三尖瓣瓣叶冗长伴发育不良。前瓣（1）附着位置正常，而隔瓣（2）附着点移至肺动脉瓣水平。尽管在收缩期并未清晰显示肺动脉瓣的开放活动，但肺动脉内径相对正常。彩色血流图（b）显示动脉导管逆向进入肺动脉主干的红色血流。肺动脉瓣的反流（黄色箭头）表明肺动脉瓣为功能性闭锁。右心房内可见三尖瓣重度反流所形成的湍流，四腔心切面可更好地评估三尖瓣反流

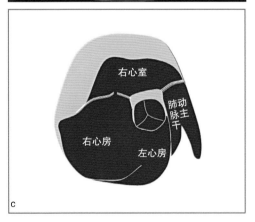

图 17.10 孕 33 周室间隔完整型肺动脉闭锁胎儿的右心室流出道切面（a，b）及其示意图（c）。二维图像（a）显示右心室心腔狭小，右心室壁肥厚。室间隔膜部完整。虽然漏斗部腔室狭小，但仍可显示其位于闭锁肺动脉瓣的下方，而肺动脉主干内径尚可。彩色血流图（b）显示动脉导管逆向进入肺动脉的红色血流

（译者：陈娇，李益萍）

Movie 动态图 17-1　右心室流出道切面：孕 23 周正常胎儿右心室流出道切面的二维与彩色多普勒血流图

Movie 动态图 17-2　右心室流出道切面：孕 25 周对位不良型室间隔缺损的右心室流出道切面显示主动脉瓣下室间隔缺损，室间隔漏斗部与主动脉前壁对位不良，漏斗部未见狭窄，肺动脉内径正常。LA，左心房；RA，右心房；RV，右心室；PA，肺动脉；AO，主动脉

Movie 动态图 17-3　右心室流出道切面：孕 27 周膜周型室间隔缺损胎儿的右心室流出道切面。箭头示室间隔缺损。LA，左心房；RV，右心室；PA，肺动脉

Movie 动态图 17-4　右心室流出道切面：孕 27 周膜周型室间隔缺损胎儿的右心室流出道切面彩色多普勒血流图显示室间隔双向分流。箭头示室间隔缺损。LA，左心房；RV，右心室；PA，肺动脉

Movie 动态图 17-5　右心室流出道切面：孕 24 周双动脉干下型室间隔缺损的右心室流出道切面显示主动脉瓣及肺动脉瓣下室间隔缺损（箭头）。LA，左心房；RA，右心房；RV，右心室；PA，肺动脉

Movie 动态图 17-6　右心室流出道切面：孕 24 周双动脉干下型室间隔缺损的右心室流出道切面彩色多普勒血流图显示室间隔缺损处的双向分流（箭头）。LA，左心房；RA，右心房；RV，右心室；PA，肺动脉；AO，主动脉

Movie 动态图 17-7　右心室流出道切面：孕 26 周室间隔缺损伴肺动脉狭窄胎儿右心室流出道切面显示室间隔连续性中断（短箭头），肺动脉内径小于主动脉，肺动脉瓣开放受限（长箭头）。RA，右心房；RV，右心室；PA，肺动脉；AO，主动脉

Movie 动态图 17-8　右心室流出道切面：孕 24 周法洛四联症合并肺动脉闭锁胎儿的右心室流出道切面显示主动脉瓣下室间隔缺损（粗箭头），室间隔漏斗部与主动脉前壁对位不良，漏斗部狭窄，肺动脉明显狭窄，未见正常肺动脉瓣形态结构及开闭活动。可见走行迂曲的动脉导管。LA，左心房；RA，右心房；RV，右心室；PA，肺动脉；AO，主动脉；DA，动脉导管

Movie 动态图 17-9　右心室流出道切面：孕 24 周法洛四联症合并肺动脉闭锁胎儿的右心室流出道切面彩色多普勒血流图显示室间隔缺损（粗箭头）的右向左分流，肺动脉瓣无跨瓣血流以及肺动脉内来自动脉导管的红色逆向灌注血流。LA，左心房；RA，右心房；RV，右心室；PA，肺动脉；AO，主动脉；DA，动脉导管；SP，脊柱

动态图 17-10　右心室流出道切面：孕 25 周主动脉缩窄胎儿的右心室流出道切面显示主动脉明显狭窄，肺动脉内径增宽。LA，左心房；PA，肺动脉；LPA，左肺动脉；RPA，右肺动脉；AO，主动脉；SP，脊柱

动态图 17-11　右心室流出道切面：孕 23 周左心发育不良综合征胎儿的右心室流出道切面显示与主动脉缩窄胎儿类似的超声表现，主动脉明显狭窄（＊），肺动脉内径增宽。LA，左心房；RA，右心房；PA，肺动脉

动态图 17-12　右心室流出道切面：孕 16 周肺动脉瓣缺如胎儿右心室流出道长轴切面彩色多普勒血流图显示肺动脉瓣位的往返血流。RA，右心房；RV，右心室；PA，肺动脉

动态图 17-13　右心室流出道切面：孕 16 周肺动脉瓣缺如胎儿右心室流出道长轴切面彩色 M 型显示肺动脉的往返血流，蓝色为收缩期前向血流，红色为舒张期反流

第十八章

左心室短轴切面

一、基本切面

左心室短轴切面可在垂直于左心室长轴扫查时获得。由于胎儿心脏处于水平位，左心室短轴切面与胎儿躯体矢状面比较接近。正常情况下，在胎儿躯体旁矢状面上将探头向左肩部轻微旋转即可显示左心室短轴切面，其中有 2 个切面容易识别，即房室瓣水平切面和左心室乳头肌水平切面。从胎儿躯体中线向左扫查可依次显示这些切面（图 18.1）。

二、正常形态

正常情况下，左心室短轴切面显示心脏位于膈上，其下方为肝左叶，后方为左肺。心脏位置正常时，其后方显示的是左侧胸廓切面，而非脊柱（图 18.2）。

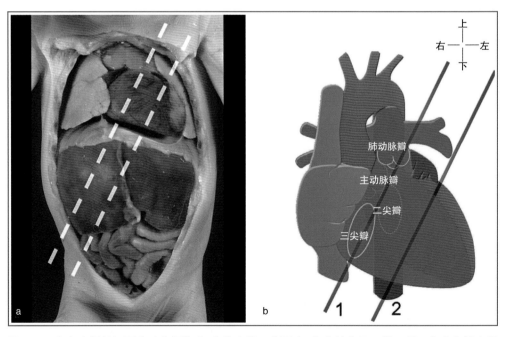

图 18.1　左心室短轴切面在胎儿躯体（a）和心脏示意图（b）中的位置。线 1 所示为房室瓣水平切面，线 2 所示为左心室乳头肌水平切面

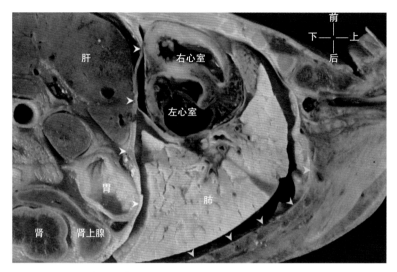

图 18.2 沿胎儿躯体左侧旁矢状面切制的标本。尽管并非标准的左心室短轴切面，但仍可看到心脏位于膈（白色短箭头）上，其下方为胃和肝左叶，后方可见胸廓（黄色短箭头）包绕的左肺矢状面

（一）房室瓣水平

在邻近房室交界处的扫查平面上可显示左、右心室的形态学差异：位于前方的右心室呈新月形，位于后方的左心室则呈类圆形。两组房室瓣也各有特点：三尖瓣有 3 个瓣叶，并且有 1 个

瓣叶附着于室间隔；二尖瓣仅有 2 个瓣叶，并且没有瓣叶附着于室间隔。在 2 组房室瓣之间可看到因左、右心室压力相等而呈平直状的室间隔流入部。通常，房室瓣水平的左心室短轴切面也可显示漏斗部与肺动脉主干及其瓣膜的连接（图 18.3，图 18.4）。

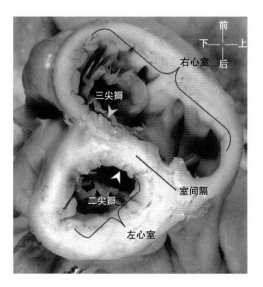

图 18.3 心脏标本的切面图模拟显示房室瓣水平的左心室短轴切面。左、右心室的形态学差异表现为右心室呈新月形而左心室呈类圆形。图中显示三尖瓣隔瓣（黄色短箭头）与室间隔右室面关系密切，而二尖瓣（白色短箭头）与室间隔左室面相距较远

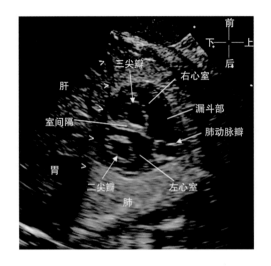

图 18.4 正常房室瓣水平的左心室短轴切面。二维图像显示心脏位于膈（白色开放箭头）上，下方为胃和肝左叶，后方为左肺矢状面。从图中可以看出二尖瓣及三尖瓣与室间隔之间的不同关系。前方的右心室延续为漏斗部和肺动脉，肺动脉瓣位于两者之间

尽管对初学者来说，左心室短轴切面不如四腔心切面那样直观，但其对于评估房室连接的类型以及确定心室与房室瓣之间的协调关系非常有用。

（二）乳头肌水平

在更靠近心尖的左心室短轴切面上仍可看到左、右心室形态上的差异，但已不再显示漏斗部（图 18.5）。此时可看到左心室内二尖瓣瓣下的 2 个乳头肌以及右心室内调节束的横切面。如果房室瓣正常附着于房室交界处，乳头肌水平将不显示二尖瓣及三尖瓣的瓣叶。同时此切面显示左、右心室之间的室间隔中间段。因此，通过从心底向心尖进行连续扫查就可以完整显示室间隔的膜周部和小梁部。因为在这组切面上室间隔与超声声束方向垂直，所以能够明确区分真正的室间隔缺损与假性回声中断。

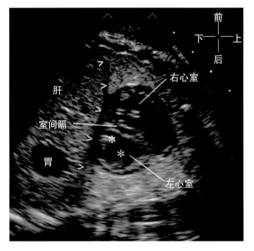

图 18.5 乳头肌水平的左心室短轴切面。此切面不再显示漏斗部。白色开放箭头示膈肌，白色星号示乳头肌

另外，此切面上室间隔缺损处的血流方向几乎与声束完全平行，因此彩色血流成像也可用于评估室间隔的缺损。

图 18.6~18.12 展示了部分先天性心脏病在左心室短轴切面的表现。

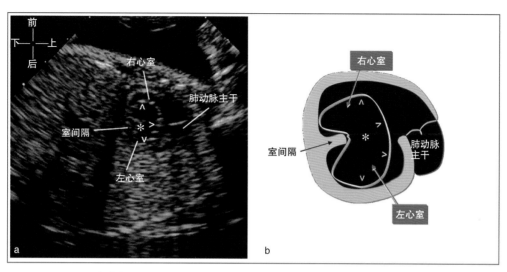

图 18.6　孕 24 周房室间隔缺损胎儿房室交界水平的左心室短轴切面（a）及其示意图（b）。此切面显示横跨室间隔下部缺损处（白色星号）开放的共同房室瓣（白色开放箭头）的短轴切面。动态图像显示共同房室瓣的前桥瓣附着于室间隔顶部，属于 Rastelli A 型

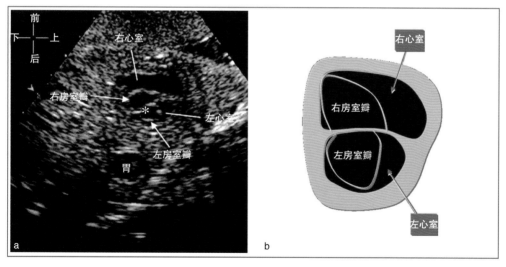

图 18.7　孕 28 周房室间隔缺损合并单心房胎儿房室交界水平的左心室短轴切面（a）及其示意图（b）。二维图像显示有 2 个独立的房室瓣口，左、右房室瓣都附着于类似室间隔的组织上，但实际上是舌形薄膜样结构（白色星号）连接 2 组房室瓣。患儿核型正常，属于家族性疾病，其父也患有同样的先天性心脏病。然而，这种类型的先天性心脏病也可合并染色体异常

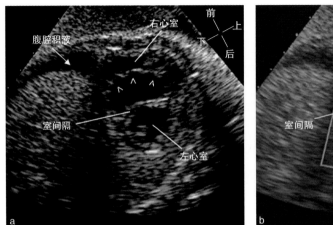
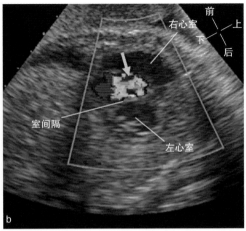

图 18.8　孕 33 周三尖瓣下移畸形胎儿乳头肌水平的左心室短轴切面。二维图像（a）可显示右心室内的三尖瓣前瓣（白色开放箭头），这表明三尖瓣瓣叶向心尖部下移并附着于右室壁。膈下还可见腹腔积液。彩色血流图（b）显示明显的三尖瓣反流（黄色箭头），这也是导致胎儿水肿的原因

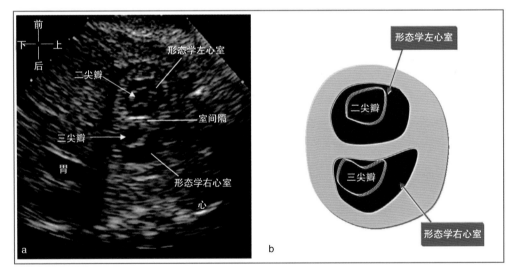

图 18.9　孕 34 周先天性矫正型大动脉转位胎儿房室瓣水平的左心室短轴切面（a）及其示意图（b）。切面显示心室及其对应的房室瓣位置反转。后方的心室为形态学右心室，呈新月形且有房室瓣附着于室间隔；前方的心室为形态学左心室，呈类圆形而且没有房室瓣附着于室间隔

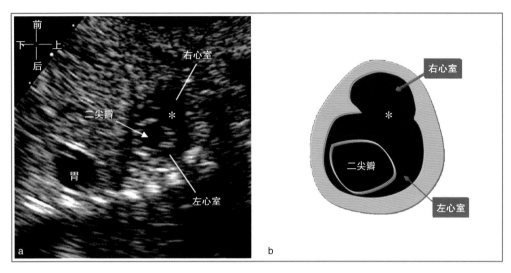

图 18.10　孕 25 周三尖瓣闭锁胎儿房室交界水平的左心室短轴切面（a）及其示意图（b）。切面显示只有 1 组二叶房室瓣（即二尖瓣）通向后方扩大的左心室，而前上方的右心室发育不良且没有房室瓣。左、右心室之间通过一巨大的室间隔缺损（白色星号）相通。与动脉血管（图中未显示）相连的右心室流出道并未发现梗阻

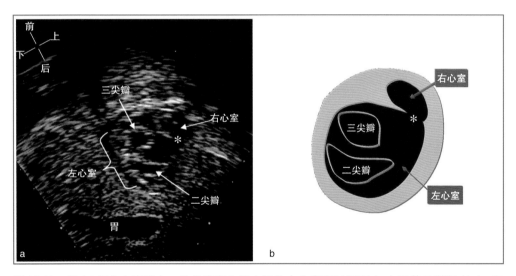

图 18.11　孕 36 周左心室双入口胎儿房室交界水平的左心室短轴切面（a）及其示意图（b）。切面显示单一心室的房室连接，2 组房室瓣均通向扩大的左心室（白色括号）。左心室与前上方发育不良的右心室经限制性室间隔缺损（白色星号）相通。与动脉血管相连的右心室流出道严重异常

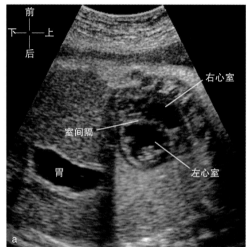

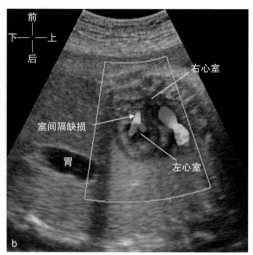

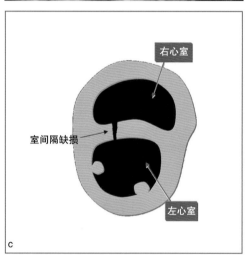

图 18.12 孕 34 周室间隔肌部小缺损胎儿乳头肌水平的左心室短轴切面（a，b）及示意图（c）。二维图像（a）显示心脏结构看上去完全正常，没有发现室间隔缺损。彩色血流图（b）显示室间隔小梁部小缺损处右向左的蓝色血流

（译者：余莉，白文娟）

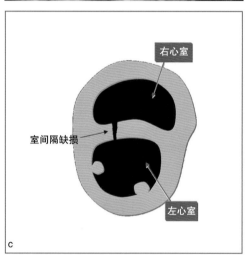 动态图 18-1 左心室短轴切面：孕 25 周正常胎儿房室瓣水平的左心室短轴切面。LV，左心室；RV，右心室；PA，肺动脉

动态图 18-2 左心室短轴切面：孕 23 周正常胎儿乳头肌水平的左心室短轴切面。LV，左心室；RV，右心室

动态图 18-3 左心室短轴切面：孕 23 周正常胎儿心尖水平的左心室短轴切面。LV，左心室；RV，右心室

▶ Movie 动态图 18-4 左心室短轴切面：孕 24 周正常胎儿房室交界水平的左心室短轴切面。LV，左心室；RV，右心室；PA，肺动脉

▶ Movie 动态图 18-5 左心室短轴切面：孕 24 周正常胎儿房室交界水平的左心室短轴切面彩色多普勒血流图。LV，左心室；RV，右心室；PA，肺动脉

▶ Movie 动态图 18-6 左心室短轴切面：孕 27 周完全性心内膜垫缺损胎儿的左心室短轴切面显示横跨室间隔缺损处的共同房室瓣开闭活动。LV，左心室；RV，右心室

▶ Movie 动态图 18-7 左心室短轴切面：孕 25 周肺动脉瓣狭窄胎儿的左心室短轴切面显示肺动脉瓣增厚，回声增强，开放受限。LV，左心室；RV，右心室；PA，肺动脉；AO，主动脉；SVC，上腔静脉

▶ Movie 动态图 18-8 左心室短轴切面：孕 25 周膜周部室间隔缺损胎儿的左心室短轴切面彩色多普勒血流图显示室间隔缺损处的双向分流（双向）。LV，左心室；RV，右心室；PA，肺动脉

▶ Movie 动态图 18-9 左心室短轴切面：孕 26 周室间隔巨大缺损胎儿的左心室短轴切面显示室间隔的连续性中断（箭头）。LV，左心室；RV，右心室

▶ Movie 动态图 18-10 左心室短轴切面：孕 23 周右心室双出口胎儿的左心室短轴切面彩色多普勒血流图显示两条大血管呈前后平行走行，二者均连接前上方心室。LV，左心室；RV，右心室；PA，肺动脉；AO，主动脉；SP，脊柱

第三
部分　胎儿躯体斜切面

第十九章

左心室长轴切面

一、基本切面

左心室长轴切面位于胎儿躯体横切面与矢状面之间，声束由左季肋部指向右肩部。此切面可显示左心室的长轴，故得此名。探头从心尖四腔心切面旋转90°并向右肩倾斜即可获得该切面（图19.1）。由于胎儿近端肋骨和胸骨尚未骨化，该切面甚至可经前胸部显示。

二、正常形态

左心室长轴切面接近于胎儿躯体的旁矢状面，可同时显示其胸腹部结构（图19.2）。切面左下方通常可看到位于膈下的肝左叶和胃，后方则可显示膈上的左肺斜切面以及后纵隔内的降主动脉和食管。此切面通常沿左心房和左心室的最大长径显示其整体切面，因此也称

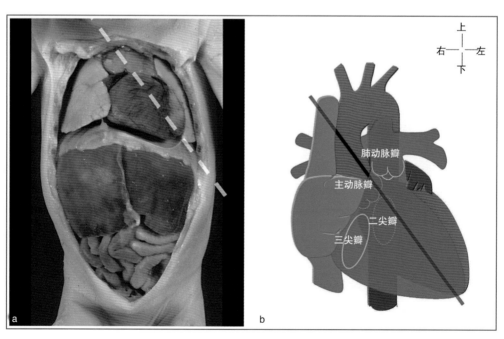

图 19.1　左心室长轴切面在胎儿躯体（a）和心脏示意图（b）中的位置。胎儿大体标本显示该切面从左季肋部斜向右上胸部

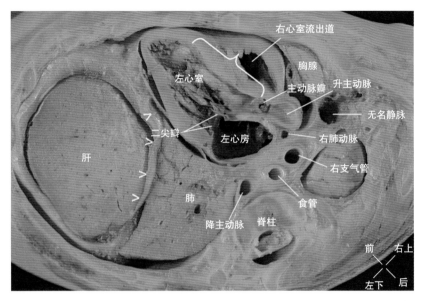

图 19.2　胎儿大体标本断面图模拟显示左心室长轴切面。如图所示，此切面接近胎儿躯体的旁矢状面，可同时显示胎儿胸腹部结构。切面左下方可看到膈（白色开放箭头）下的肝左叶以及膈上的左肺下叶，切面右上方显示主动脉根部、无名静脉以及右心结构。此切面显示最大长径的左心房和左心室。主动脉根部的前壁与室间隔（白色括号）相连，后壁与二尖瓣前瓣相连。后纵隔内从左到右依次为降主动脉、食管和右支气管的斜切面

为两腔心切面。同时，该切面还可显示膜周部室间隔和前间隔以及与左心室相连的大动脉起始处。正常情况下，升主动脉发自左心室并向右上方走行。主动脉前壁与室间隔相连，后壁与二尖瓣前瓣相连。右心室流出道位于室间隔前方，与左心室流出道几乎垂直。在此切面上，左心室流出道和流入道之间夹角较小，两者间仅由二尖瓣前瓣分隔（图 19.3）。

三、正常超声心动图：二维图像

　　二维超声可显示图 19.2 中描述的大部分结构（图 19.3）。左心室长轴切面

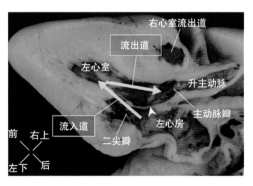

图 19.3　离体心脏标本模拟显示左心室长轴切面。黄色箭头显示左心室流入道与流出道的方向，两者之间夹角较小，并仅由二尖瓣前瓣（白色短箭头）分隔。升主动脉向右上方走行

对左心室流入道与流出道的评估非常有价值。此外，该切面还可显示前方小梁部以及主动脉瓣下室间隔缺损。胸骨旁

左心室长轴切面是评估主动脉瓣下室间隔缺损时主动脉骑跨程度最可靠的切面（图 19.4），因为此时的室间隔和主动脉根部均与声束垂直。

四、正常超声心动图：彩色血流成像及脉冲多普勒

当心尖朝向超声图像的扇尖时，所得的左心室长轴切面可获得满意的多普勒角度，非常适合进行左心室流出道和流入道的彩色血流成像以及脉冲多普勒检查（图 19.5）。此切面的脉冲多普勒频谱与五腔心切面章节中描述的非常相似。图 19.6~19.14 展示了部分先天性心脏病在左心室长轴切面上的表现。胸骨旁左心室长轴切面特别适合应用 M 型超声以及彩色 M 型超声评估胎儿心律。

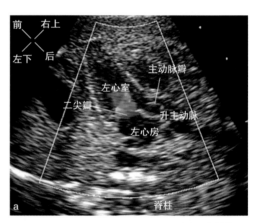

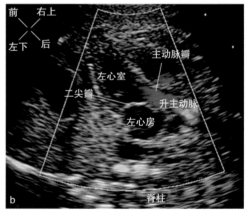

图 19.5　孕 23 周胎儿的心尖左心室长轴切面。舒张期（a）显示血流经二尖瓣流入左心室（红色），主动脉瓣关闭。收缩期（b）显示左心室血流经半月瓣流入主动脉根部（蓝色），二尖瓣关闭

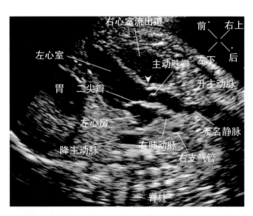

图 19.4　孕 22 周正常胎儿的左心室长轴切面。切面左下方显示膈下的胃，左心房与左心室位于切面中央，两者间为二尖瓣。主动脉根部向右上走行至无名静脉横切面的下方。切面前方显示位于前胸壁后方的右心室流出道斜切面。切面后方显示位于左心房与脊柱之间的降主动脉。图像中央的白色短箭头示室间隔膜部，此处可显示主动脉瓣下室间隔缺损。左心室长轴切面可清晰显示主动脉与二尖瓣及室间隔间的连续性

检查时取样线必须同时经过心房壁和主动脉根部，从而分别确定心房收缩以及通过主动脉瓣开放确定的心室收缩。图 19.15 所示为经胸骨旁左心室长轴切面获得的正常彩色 M 型运动曲线。

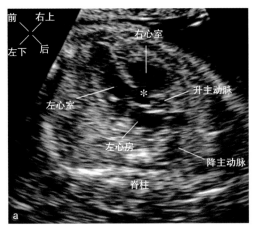
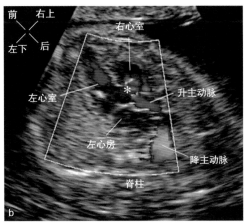
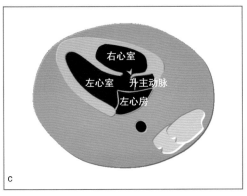

图 19.6　孕 21 周主动脉瓣下室间隔缺损合并主动脉弓离断胎儿的左心室长轴切面。二维图像（a）显示较大的主动脉瓣下室间隔缺损（白色星号）。因室间隔漏斗部后移，左心室血流经室间隔缺损分流入右心室，流入主动脉的血流量减少，从而导致主动脉根部相对较小。降主动脉位于脊柱右侧，提示右位主动脉弓。动态彩色血流图（b）显示室间隔缺损处的红色分流左向右持续整个心动周期，提示左心室流出道严重梗阻。同时，经半月瓣流入主动脉根部的暗蓝色前向血流也证实了梗阻的存在。示意图（c）显示室间隔漏斗部（黄色短箭头）后移的对位不良型主动脉瓣下室间隔缺损

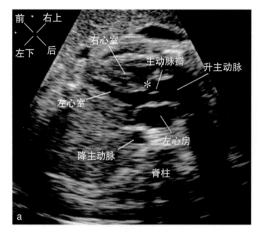

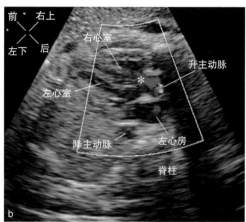

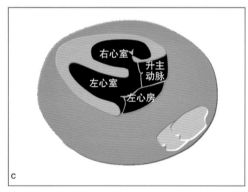

图 19.7　孕 36 周典型法洛四联症胎儿的左心室长轴切面。二维图像（a）显示主动脉瓣下室间隔缺损（白色星号）伴主动脉骑跨，升主动脉扩张。彩色血流图（b）显示右心室血流经室间隔缺损流入主动脉（蓝色）。示意图（c）显示室间隔漏斗部（黄色短箭头）前移的对位不良型主动脉瓣下室间隔缺损以及主动脉骑跨

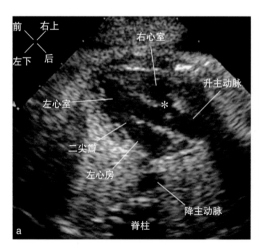

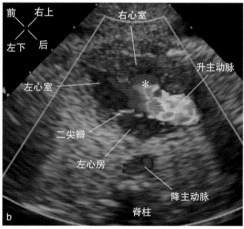

图 19.8　孕 31 周法洛四联症合并肺动脉闭锁胎儿的左心室长轴切面。二维图像（a）显示主动脉瓣下室间隔缺损（白色星号）伴主动脉骑跨，主动脉根部扩张。彩色血流图（b）显示左、右心室血流均经室间隔缺损流入主动脉（蓝色）

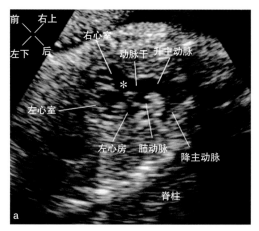

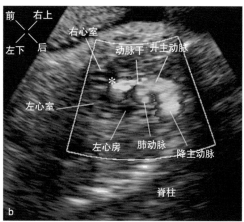

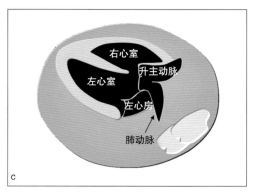

图 19.9 孕 31 周共同动脉干 I 型胎儿的左心室长轴切面。二维图像（a）显示动脉瓣下室间隔缺损（白色星号）伴动脉干骑跨，动脉干根部扩张。升主动脉与肺动脉起始于共同动脉干。彩色血流图（b）显示左、右心室血流均流入共同动脉干，提示双室单出口，从而也证实了升主动脉与肺动脉的共同起源。示意图（c）显示此型共同动脉干的左心室长轴切面

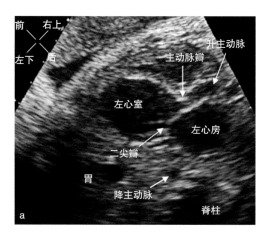

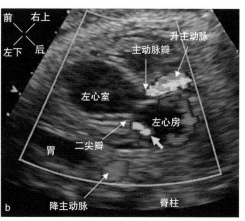

图 19.10 孕 34 周重度主动脉狭窄胎儿的左心室长轴切面。二维图像（a）显示左心房和左心室扩大。动态图像显示左心室收缩功能减退以及伴有局部心内膜弹力纤维增生。二尖瓣形态异常，舒张期开放受限。主动脉瓣发育不良，收缩期几乎没有开放运动。升主动脉内径基本正常。收缩期彩色血流图（b）显示二尖瓣偏心的反流束（黄色箭头）以及经主动脉瓣流入主动脉根部的湍流

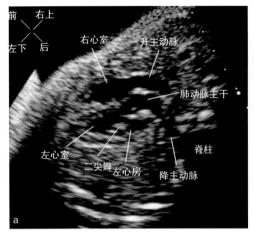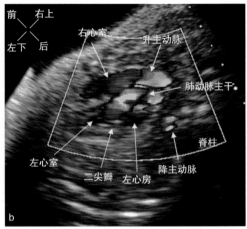

图 19.11 孕 32 周大动脉转位胎儿的左心室长轴切面。二维图像（a）显示与左心室连接的大动脉根部向后走行，与正常主动脉的走行方向相反，并且 2 条大动脉起始段呈平行关系，因此怀疑存在大动脉转位。主动脉瓣下的室间隔看上去完整。彩色血流图（b）清晰显示 2 条大动脉平行走行

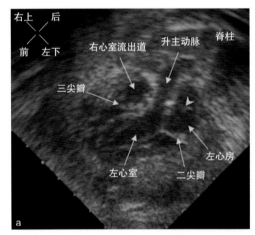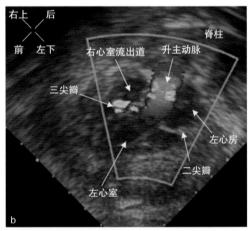

图 19.12 孕 37 周三尖瓣下移畸形合并三尖瓣反流胎儿的左心室长轴切面。二维图像（a）显示左心正常。动态图像显示高速的右向左分流导致卵圆孔瓣（黄色短箭头）持续凸入左心房。部分三尖瓣叶下移至右心室流出道。收缩期彩色血流图（b）显示下移三尖瓣水平的黄色反流束。卵圆孔水平的右向左分流导致血流量重新分配，升主动脉的前向血流量增加

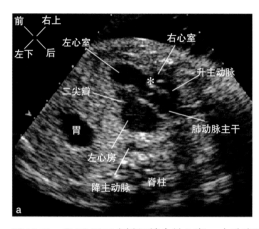
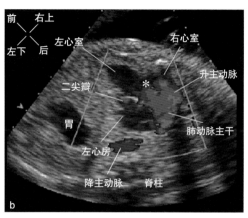

图 19.13　孕 30 周三尖瓣闭锁合并心室 – 大动脉连接不一致胎儿的左心室长轴切面。二维图像（a）显示左心房经正常二尖瓣与扩张的形态学左心室相连，残余右心室位于前上方。左、右心室经较小的室间孔（白色星号）交通。虽然此切面未能显示辨别 2 条动脉的典型征象，但两者的平行走行仍可提示前方为主动脉，并由此可推测心室 – 大动脉连接不一致。升主动脉内径小于肺动脉。彩色血流图（b）显示二尖瓣开闭正常，收缩期清晰显示左心室血流顺畅流入 2 条大动脉（蓝色）

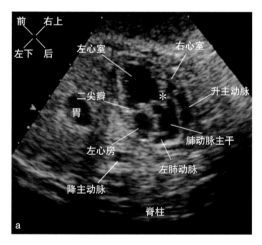
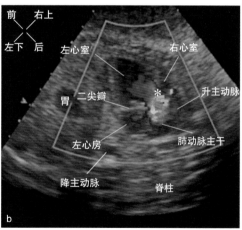

图 19.14　孕 37 周左心室双入口合并房室连接不一致胎儿的左心室长轴切面。二维图像（a）显示此切面与图 19.12 非常相似。事实上，此切面并不能区分三尖瓣闭锁与左心室双入口。形态学左心室扩大，同时残余右心室位于前上方，两者经较小的室间孔（白色星号）交通。左心室与扩张的肺动脉相连，肺动脉向后走行并较早分支。升主动脉起源于残余右心室，内径明显小于肺动脉主干。患儿还合并复杂型主动脉缩窄。彩色血流图（b）证实 2 条大动脉内径比例失常

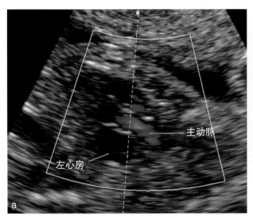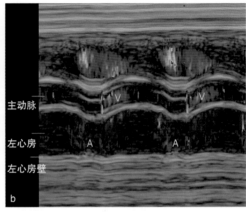

图 19.15　经胸前入路显示的左心室长轴切面（a）。在此切面上，取样线先后经过主动脉根部和左心房，因此 M 型超声从上到下依次显示相应结构的运动曲线（b）。左心房壁的收缩清晰可见（A），其后显示以主动脉瓣开放（V）为标示的规律心室收缩。彩色 M 型超声容易显示收缩期通过主动脉瓣的血流（蓝色）

（译者：陈娇）

　动态图 19-1　左心室长轴切面：孕 24 周正常胎儿左心室长轴切面。LV，左心室；LA，左心房；RV，右心室；AO，主动脉；DAO，降主动脉

　动态图 19-2　左心室长轴切面：孕 27 周膜周型室间隔缺损胎儿的左心室长轴切面彩色多普勒血流图显示室间隔的双向分流位于主动脉瓣下（箭头）。LV，左心室；LA，左心房；RV，右心室；AO，主动脉

　动态图 19-3　左心室长轴切面：孕 26 周巨大膜周型室间隔缺损胎儿的左心室长轴切面显示主动脉瓣下室间隔缺损（箭头），主动脉略骑跨于室间隔之上。LV，左心室；LA，左心房；RV，右心室；AO，主动脉

　动态图 19-4　左心室长轴切面：孕 20 周对位不良型室间隔缺损胎儿左心室长轴切面的二维及彩色多普勒血流图显示主动脉瓣下巨大的室间隔缺损，主动脉骑跨于室间隔之上。左、右心室血流经缺损处流入主动脉。LV，左心室；RV，右心室；AO，主动脉

Movie 动态图 19-5 左心室长轴切面：孕 24 周法洛四联症胎儿的左心室长轴切面显示主动脉瓣下巨大室间隔缺损（箭头），主动脉骑跨，升主动脉扩张。LV，左心室；LA，左心房；RV，右心室；AO，主动脉；DAO，降主动脉

Movie 动态图 19-6 左心室长轴切面：孕 24 周法洛四联症胎儿的左心室长轴切面彩色多普勒血流图显示室间隔缺损的双向分流（箭头），主动脉骑跨，升主动脉扩张。LV，左心室；LA，左心房；RV，右心室；AO，主动脉；DAO，降主动脉；Th，胸腺；Li，肝

Movie 动态图 19-7 左心室长轴切面：孕 24 周完全型大动脉转位胎儿的左心室长轴切面显示后方心室连接的大动脉根部向后走行，与正常主动脉的走行方向相反，同时两条大动脉起始段呈前后平行关系，因此怀疑存在大动脉转位。室间隔完整。此切面不能判断心房心室连接关系，结合其他切面确诊此例为完全型大动脉转位。LV，左心室；LA，左心房；RV，右心室；AO，主动脉；PA，肺动脉；DA，动脉导管

Movie 动态图 19-8 左心室长轴切面：孕 24 周完全型大动脉转位胎儿的左心室长轴切面彩色多普勒血流图显示左两条大动脉前后平行走行。LV，左心室；LA，左心房；RV，右心室；AO，主动脉；PA，肺动脉；DA，动脉导管

Movie 动态图 19-9 左心室长轴切面：孕 24 周矫正型大动脉转位胎儿的左心室长轴切面显示两条大动脉起始段呈前后平行关系，室间隔完整。此切面不能判断心房心室连接关系，结合其他切面确诊此例为矫正型大动脉转位。LV，左心室；LA，左心房；RV，右心室；AO，主动脉；PA，肺动脉

Movie 动态图 19-10 左心室长轴切面：孕 24 周矫正型大动脉转位胎儿的左心室长轴切面彩色多普勒血流图显示左两条大动脉前后平行走行。LV，左心室；LA，左心房；RV，右心室；AO，主动脉；PA，肺动脉

Movie 动态图 19-11 左心室长轴切面：17 周三尖瓣闭锁合并心室 – 大动脉异常连接胎儿的左心室长轴切面彩色多普勒血流图显示左心房经正常二尖瓣与左心室连接，残存右心室位于前上方。左右心室经较小的室间隔缺损（箭头）交通。两条大血管前后平行走行。LV，左心室；LA，左心房；RV，右心室；AO，主动脉；PA，肺动脉

动态图 19-12　左心室长轴切面：孕 25 周左心发育不良综合征胎儿的左心室长轴切面显示左心房、左心室狭小，右心室扩张，主动脉瓣（箭头）无明显开闭活动，二尖瓣开放差，主动脉明显狭窄。LV，左心室；LA，左心房；RV，右心室；AO，主动脉；DAO，降主动脉

动态图 19-13　左心室长轴切面：孕 25 周左心发育不良综合征胎儿的左心室长轴切面彩色多普勒血流图显示主动脉瓣无跨瓣血流（短箭头），二尖瓣跨瓣血流细束，右冠状动脉内异常的双向血流（长箭头）。LV，左心室；LA，左心房；RV，右心室；AO，主动脉；RCA，右冠状动脉；DAO，降主动脉

第三篇

超声心动图与心脏形态学概述

第二十章

胎儿心脏的三维超声评估

一、概述

过去 10 年，三维超声（3D）与实时三维超声——也称四维超声（4D）越来越被普遍地应用于产前诊断，但主要用于显示胎儿颜面部和身体的其他外观部分（如手、足等）。随着空间时间相关成像（Spatial and temporal image Correlation，STIC）技术的出现，3D/4D 在胎儿心脏检查中的应用得到迅速发展，STIC 技术可以采集与胎儿心动周期信息相关联的容积数据库[1, 2]。用于实时 4D 检查的矩阵探头已经研制成功，但由于探头分辨率过低以及检查费用太高未能常规应用于胎儿心脏研究。

如前文所述，全面的胎儿超声心动图检查应包括不同切面，如多个平行的横切面或短轴和长轴的斜切面[3, 4]，并需要应用系统节段分析法评估静脉 – 心房连接、房室连接以及心室 – 大动脉连接。此外，应用彩色多普勒技术评估瓣膜、腔室及大血管水平的血流也是胎儿超声心动图检查的重要内容[5]。如今在 3D/4D 检查中，实时采集的 2D 或彩色多普勒成像的相关图像均可在脱机状态下从 3D 容积数据库中获得[5-7]。

本章将讨论 3D/4D 胎儿超声心动图对正常心脏解剖结构的评估，并重点介绍此技术在胎儿心脏畸形中的应用前景。

二、三维 / 四维胎儿超声心动图的技术原理

使用 3D 超声时，应该分别考虑 3 个步骤：容积数据的采集、显示及处理（表 20–1）。

（一）容积数据采集

胎儿心脏容积数据库可在静态 3D、实时 3D（直接实时容积扫查：联机 4D）或 STIC（间接容积扫查，运动门控：脱机 4D）状态下采集获得。

1. 静态 3D

静态 3D 采集技术是通过存储静态图像来建立容积数据库，采集和重建过程中不涉及心率或心脏运动的相关信息。此技术可以快速地采集容积数据，避免心脏运动造成的伪影，从而得到满意的图像。此技术不能评估与心动周期、室壁或瓣膜运动相关的内容，但在判断心腔大小及心脏结构间相互关系方面很有价值。静态 3D 灰阶成像可以结合彩色多普

表 20-1　3D/4D 胎儿超声心动图检查的 3 个步骤

步骤	可能性	
容积数据采集	静态 3D 灰阶、静态 3D 结合彩色多普勒、B-flow 以及其他实时 3D（联机 4D） STIC（脱机 4D） STIC 结合彩色多普勒、B-flow 以及其他	
容积数据显示	平面 — 单平面 — 多正交平面 — 多平行平面	重建 — 表面模式 — 与彩色多普勒结合的透明模式 — 最小透明模式 — 反转模式 — B-flow 模式
容积数据处理	消除胸腔结构仅观察心脏（魔术剪工具） 旋转容积框观察瓣膜或间隔 选择性消除灰阶信号，突出彩色多普勒信息	

勒成像技术，但我们更推荐将其与单一色彩的能量多普勒或 B-flow 结合使用：即增加彩色多普勒余辉并减小其增益，从而避免血管 3D 成像中的运动伪影，特别是减少图像采集中血管搏动的干扰[8]。

2. 实时 3D（直接实时容积扫查：联机 4D）

实时 3D 成像可通过机械 2D 探头以每秒 20~30 个容积数据快速采集，也可经 3D 矩阵探头采集，后者还可进行实时动态 3D 检查。这两种技术的图像分辨率以及帧频都有局限性，尚不能与彩色多普勒技术结合。随着计算机技术的发展，将来它们有望部分替代 STIC 采集。

3. STIC（间接容积扫查，运动门控：脱机 4D）

容积 STIC 是一种慢速的图像采集技术（持续时间 7.5~15 秒），通过此技术采集的许多切面中包含了整个心动周期内的信息。STIC 技术能够计算出采集时的平均心率，并将数据库中的图像按心动周期的时间顺序重新排列。重建是在容积扫描后直接完成的，数秒内即可获得 4D 信息。然而，STIC 技术是基于"假定"的心动周期，将不同时间点所采集的多幅图像重建而成[1,2,6,9]，因此，不能应用于心律不齐的胎儿。STIC 技术既可在 2D 胎儿超声心动图检查中应用，也可与彩色多普勒、能量多普勒、B-flow 等技术结合使用。

（二）容积数据显示

平面：单平面、多正交平面、多平行平面

3D 容积数据库既包含心脏结构及

其立体空间排列的数字信息，也包括结构与时间的关联信息。因此，通过3D/4D容积数据库可获得任意方位、任意方向以及任意深度的2D图像。通过STIC容积图像的动态回放，可显示重建后心脏容积图像在单个假定的实时心动周期中的运动，既可慢速播放，也可在心动周期的某些特定时段暂停以便详细分析。

在这样的容积数据库中，可通过转动容积图像获得每个感兴趣的切面（任

意切面）。高质量的容积数据库可通过脱机的动态回放或静态图像显示四腔心切面、五腔心切面、动脉导管和主动脉弓的长轴与短轴切面以及三血管气管切面等。显示方式包括心腔和血管的单平面视图、三正交平面的多维视图或多平行平面的断层视图（图20.1）。

重建图像的局限性主要包括两方面：①图像质量比原始采集的二维图像差；②可能产生伪影，采集过程中胎儿或母体的运动、感兴趣区的遮挡以及采

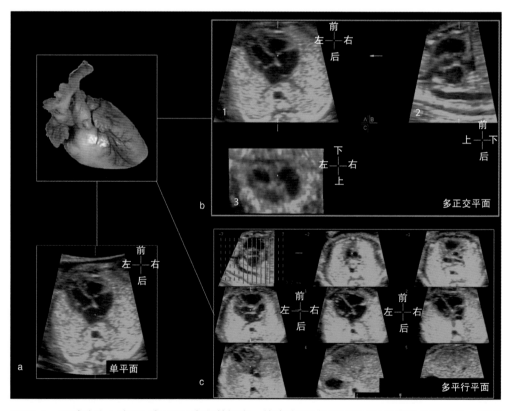

图20.1　通过胎儿心脏3D或STIC容积数据库，检查者通过后处理可以任意选择显示单一平面（a），也可以显示由横切面（1）、纵切面（2）以及冠状面（3）组成的多正交平面（b），此外还可以显示多平行平面的断层图像（c），此处为横切面。在一个STIC容积数据库中，心动周期的任意时间段均可进行分析

集时间过长或过短均可导致容积重建的偏差，从而造成伪影。

在远程工作站上使用 STIC 容积采集技术对单个心动周期进行多维分析，可有效评估心脏的不同切面[6, 7]、进行常规筛查[10] 以及诊断心脏畸形[2, 7, 11, 12]。应用容积数据库进行远程会诊的优势更为突出，其应用潜能有望在将来得到进一步发展[13]。近来人们已开始进行胎儿心脏 3D 超声检查的标准化工作，将来有可能实现使用容积数据库进行心脏图像的自动分析[14, 15]。

灰阶成像的 STIC 技术与彩色多普勒以及能量多普勒结合，可评估心动周期中各心脏腔室的血流动力学情况。这一技术虽然有其局限性[2]，但只要采集到理想的容积数据库，便可应用断层显像模式[12] 显示出 3 个主要切面的彩色多普勒即时信息，即四腔心切面、五腔心切面以及三血管气管切面（对比图 20.2 的正常心脏与图 20.3 的大血管转位心脏图像）。

一般来说，胎儿超声心动图检查时需要获得多组切面，比如本书中介绍的横切面、斜切面以及纵切面。

对于产科医师和超声技师而言，即使他们不熟悉这些根据小儿和成人心脏病学衍生而来的胎儿心脏切面，也一样可以通过对平行横切面的采集获得胎儿心脏检查的主要信息[3, 4, 5, 16]。而 3D/4D 容积数据库的断层显像模式便可清晰显示这些平行横切面（图 20.1，图 20.2）。采用这种方法，可迅速显示影响四腔心切面的畸形，结合上纵隔横切面

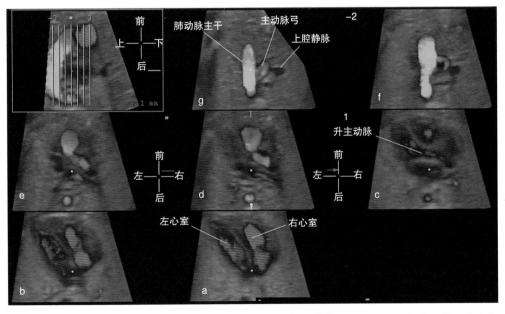

图 20.2　彩色多普勒图显示正常胎儿心脏 STIC 容积的断层成像。平面 a 显示舒张早期四腔心切面，平面 c 显示五腔心切面，平面 g 显示动脉导管和主动脉弓横切面

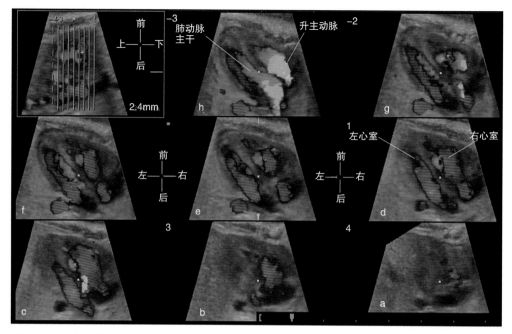

图 20.3　彩色多普勒图显示大动脉转位胎儿心脏 STIC 容积的断层成像。平面 d 显示正常的四腔心切面，平面 h 显示主动脉与肺动脉并行走行的典型超声表现

（如三血管切面和主动脉弓横切面）还可显示圆锥动脉干畸形[11, 12, 17]。

（三）重建

1. 表面模式

由于血液与室壁的回声强度不同，表面模式重建可清晰显示心腔结构。重建指示框（图 20.4 中黄色箭头所指的绿框）像一个厚切片放置于心脏内，如果切片太薄，图像将会突出显示室壁而缺乏立体感（图 20.4）。检查者可根据需要改变重建指示线的位置来显示典型的上腹部切面（图 20.5）、四腔心切面、左右心室流出道切面以及动脉导管与主动脉弓横切面（图 20.6）。这些切面可清晰

显示胎儿心脏的异常，如房室间隔缺损（图 20.7a）以及左心发育不良综合征（图 20.7b）。

除了 2D 超声心动图中的标准切面外，表面模式还可重建新的视野，从而以全新的角度观察正常与异常的胎儿心脏。检查者可将重建指示线置于心房和心室内，从左心或右心观察房间隔或室间隔的正面（图 20.8，图 20.9）。将来，这种视野不仅能够更好地评估室间隔缺损的大小和形态，同时也可用于观察其他的间隔和瓣膜畸形（图 20.9b）。表面模式重建时还可将指示线置于心房的瓣膜水平，显示房室瓣与半月瓣的正面图像（图 20.10），称为"心底视图"[18]，

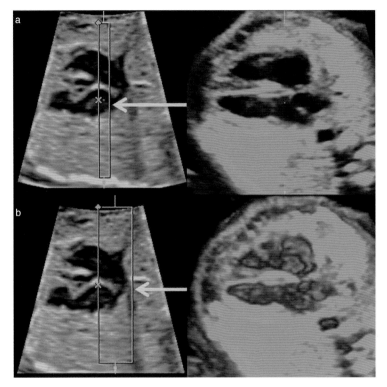

图 20.4　表面模式重建的容积图像。窄的 3D 取样框（a）不能显示较厚的 3D 取样框（b）所呈现出的那种将心室下壁包括在内的 3D 效果

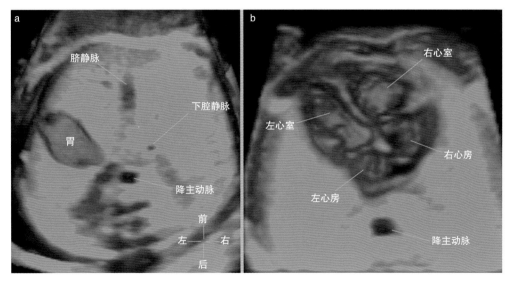

图 20.5　上腹部横切面（a）与心脏四腔心切面（b）的 3D 表面模式图像。上腹部切面显示胃、降主动脉、下腔静脉以及肝内脐静脉。在心脏四腔心切面中，心轴指向左侧，降主动脉位于脊柱左侧，四腔心视图清晰显示右心房、左心房以及右心室与左心室

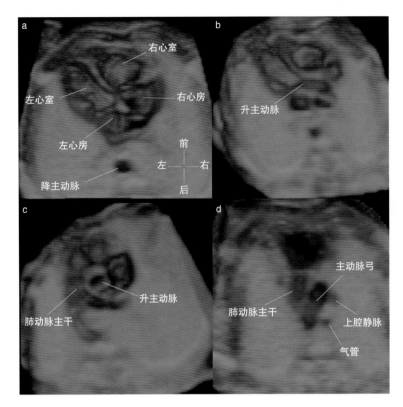

图 20.6 各个常规切面的 3D 表面模式图像：四腔心切面（a）、五腔心切面（b）、右心室流出道切面（c）以及动脉导管与主动脉弓横切面（d）

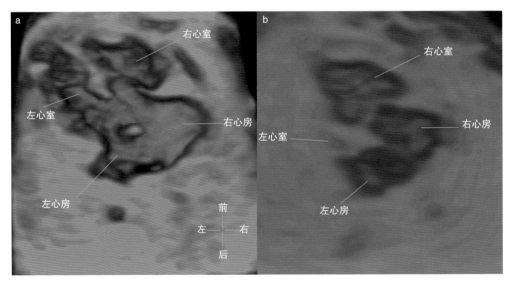

图 20.7 四腔心切面可以检测出的 2 种心脏畸形的 3D 表面模式图像：完全性房室间隔缺损（a）与左心发育不良综合征（b）

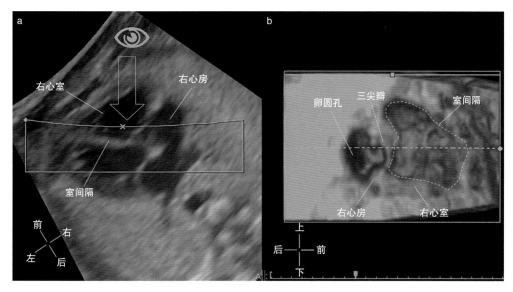

图 20.8　从右心室方向观察室间隔的 3D 图像。3D 取样框放置于室间隔上方，重建指示线位于室间隔右心室侧（绿线与带有眼睛标识的空心箭头）(a)。重建图像能够立体地显示完整的右心室面室间隔（虚线），以及右心房、卵圆孔与三尖瓣(b)

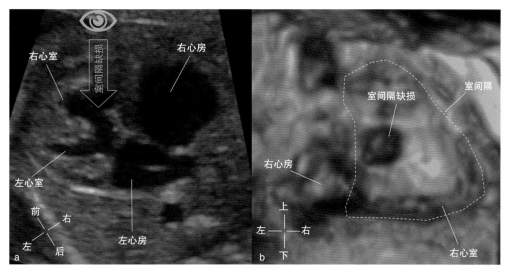

图 20.9　从室间隔缺损胎儿右心室方向观察室间隔的 3D 图像。四腔心切面(a)证实室间隔缺损（空心箭头）。与图 20.8 相同的室间隔正面重建图像(b)可清晰显示圆形的室间隔缺损和整个右心室面室间隔（虚线）

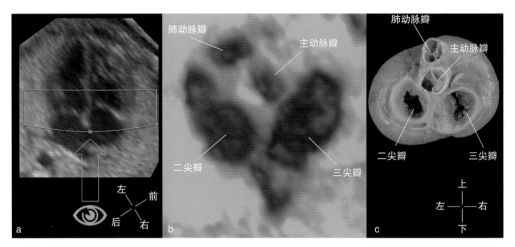

图 20.10　心底房室交界平面。容积重建指示框放置于四腔心切面（a）房室瓣水平的上方，视图方向（绿线）是从心房到心室。从心底方向观察二尖瓣、三尖瓣的 3D 正面图像（b）。主动脉根部位于左、右心室之间，肺动脉干位于主动脉左前方。与心底 3D 图像对应的正常胎儿心脏大体标本（c）

它有助于显示房室间隔缺损的共同房室瓣（图 20.11）。有研究表明，这种视图有助于判定胎儿房室间隔缺损的 Rastelli 类型[19]。同时它在显示大动脉转位（图 20.12）、右心室双出口或其他先天性心脏病中的大血管内径以及大血管的相互位置关系方面也具有优势[18]。最近有研究将"心底视图"与彩色多普勒技术结合用于辨别胎儿大动脉转位时大血管位置关系的不同类型[20]。

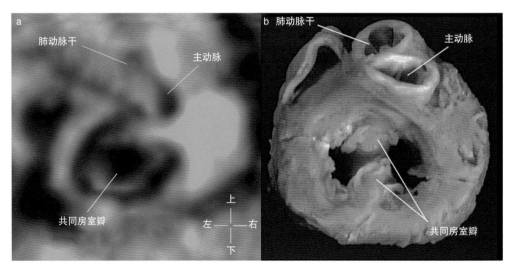

图 20.11　房室间隔缺损胎儿从心底观察的 3D 重建图像（a）显示共同房室瓣。相似病例的大体标本（b）显示共同房室瓣。可与图 20.10b 正常结构相比较

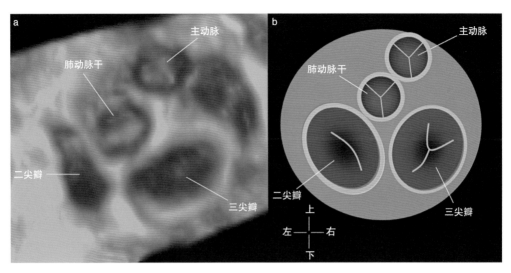

图 20.12 大动脉转位胎儿从心底观察的 3D 重建图像（a）及其示意图（b）。主动脉根部位于肺动脉干右前方。可与图 20.10 正常结构相比较

2. 与彩色多普勒结合的透明模式

容积数据采集时结合 2D 与彩色（或能量）多普勒，可以形成包含胎儿心脏结构与血流动力学信息的容积数据库[2]。这个容积数据可以通过 3 种方式进行重建：单一灰阶信息（见表面模式）或者单一彩色信息，以及两者结合而成的"透明"模式[2]（图 20.13）。要想采集到高质量的容积图像，必须在 2D 检查时预设最佳的彩色血流条件。透明模式的一项主要应用是显示大血管的排列情况，然而其在临床的应用仍有待进一步研究：我们曾尝试应用 3D 能量多普勒超声显示胎儿左、右锁骨下动脉的起源异常[8]。图 20.14 显示了从心脏前方观察双心室、大血管的交叉以及室间隔小梁部的缺损。

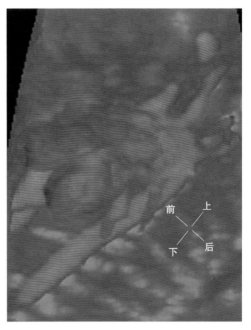

图 20.13 结合能量多普勒的透明模式显示胸腔内的主动脉弓

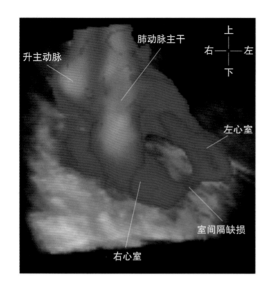

图 20.14　能量多普勒显像的心脏前面观，显示肌部室间隔缺损以及主动脉与肺动脉主干的交叉关系。从图像中删除心脏上半部分结构以突出显示室间隔缺损

3. 最小透明模式和反转模式

在显示心脏和血管的透明模式中，最小透明模式主要用来突出显示血管（图 20.15a）、囊肿以及膀胱等高穿透性（无回声）结构，这些结构在 3D 图像中显示为黑色[21]。近来采用的反转模式则是将最小透明模式重建的图像进行简单的反转（如胶片的黑白互换）（图 20.15b），将低回声结构反转成高回声的立体图像，同时将大部分的周围组织消除使之显示为黑色[22]。通过增加阈值和减少透明度等措施可提高图像质量，在容积数据处理中应用电子刀魔术剪®也可删除伪影（表 20-1）。

反转模式是对 3D 或 STIC 检查采集的 2D 灰阶图像重建，与彩色多普勒或能量多普勒模式的图像相似，但更易于获得。由于 2D 图像采集的视窗有限，反转模式无法很好地显示诸如肺血管或头臂动脉之类的小血管。反转模式重建可显示正常心脏的大血管走行（图 20.16a）以及大动脉转位时主动脉与肺动脉主干的平行走行（图 20.16b）。

三、总结

近年来，特别是随着 STIC 采集技术的出现，3D 与 4D 仪器已应用于胎儿超声心动图检查。通过容积数据库可获得心动周期内任意时间点胎儿心脏的任意切面。容积数据的显示可以是 2D 平面图像（单平面、正交平面、断层平面），也可以是通过表面模式、透明模式、最小模式或反转模式重建的 3D 容积图像。无论使用哪种模式显示，检查者都应该选择适当的容积切片厚度、兴趣区范围以及显示状态。笔者可以预见，STIC 技术将会提高胎儿心脏异常的检出率，增加人们对于复杂心脏畸形空间结构关系的理解。

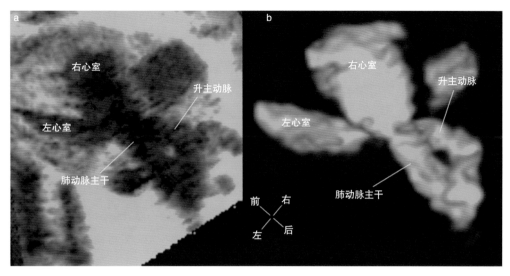

图 20.15 胎儿心脏的两种容积成像：最小透明模式（a）能够突出低回声结构，显示主动脉与肺动脉主干的交叉关系。同一容积图像的反转模式（b），为最小模式的负片，呈表面成像模式。在不使用多普勒超声的情况下可显示主动脉与肺动脉干的交叉关系

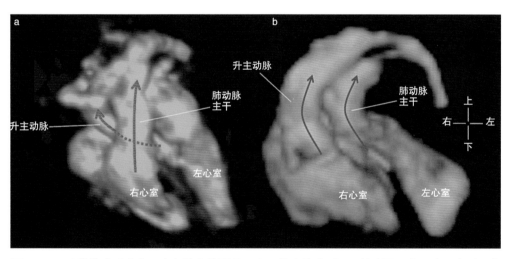

图 20.16 反转模式重建的 2 个心脏的前面观。在正常心脏（a），可清晰显示左、右心室以及交叉的主动脉与肺动脉主干（红色箭头）。在大动脉转位心脏（b）可显示主动脉与肺动脉平行走行，主动脉起源于右心室，肺动脉主干起源于左心室

临床上，通过 3D/4D 技术存储异常心脏容积数据可以对发现的畸形进行后续的回顾分析或再次进行诊断。一些

机构应用 3D/4D 技术对高危人群进行筛查，先由超声技师采集 STIC 数据，再由专科医师进行回顾分析。3D/4D 技术

也可以应用于教学，它能够模拟胎儿超声心动图的实时扫查过程，学生们可通过分析异常心脏的容积数据库做出诊断。最后，3D/4D 技术还可用于心脏腔室容积测量的研究，并开发出一种能逐层分析心脏畸形的方法。

（译者：彭谨，罗玲）

▶ **Movie** 动态图 20-1　三维超声：单心动周期三维重建显示孕 38 周单心室胎儿的房室瓣口正面观。SV，单心室

▶ **Movie** 动态图 20-2　三维超声：STIC 血流成像显示孕 32 周正常胎儿主动脉弓长轴观。PA，肺动脉；LPA，左肺动脉；RPA，右肺动脉；ARCH，主动脉弓；DA，动脉导管；DAO，降主动脉；IVC，下腔静脉

▶ **Movie** 动态图 20-3　三维超声：STIC 血流成像显示孕 26 周下腔静脉离断伴奇静脉连续胎儿的奇静脉汇入上腔静脉血流与主动脉弓血流，前者向上朝向探头为红色，后者向下背离探头为蓝色。ARCH，主动脉弓；DAO，降主动脉；SVC，上腔静脉；AzV，奇静脉

▶ **Movie** 动态图 20-4　三维超声：STIC 血流成像显示孕 26 周左位动脉导管、右位主动脉弓伴镜像分支胎儿血管环。PA，肺动脉；R-ARCH，右位主动脉弓；LIA，左无名动脉；DA，动脉导管；DAO，降主动脉；T，气管

▶ **Movie** 动态图 20-5　三维超声：STIC 血流成像显示孕 26 周右弓优势型双主动脉弓胎儿血管环。PA，肺动脉；LPA，左肺动脉；RPA，右肺动脉；L-ARCH，左位主动脉弓；R-ARCH，右位主动脉弓；DAO，降主动脉；IV，左无名静脉；T，气管

▶ **Movie** 动态图 20-6　三维超声：STIC 血流成像显示孕 25 周共同动脉干 I 型胎儿肺动脉主干自共同动脉干侧壁发出，无名动脉与左锁骨下动脉血流自主动脉弓发出。CAT，共同动脉干；AAO，升主动脉；PA，肺动脉；LPA，左肺动脉；RPA，右肺动脉；ARCH，主动脉弓；IA，无名动脉；LSA，左锁骨下动脉

参考文献

1. Devore GR, Falkensammer P, Sklansky MS, Platt LD (2003) Spatio-temporal image correlation (STIC): new technology for evaluation of the fetal heart. Ultrasound Obstet Gynecol 22:380-387

2. Chaoui R, Hoffmann J, Heling KS (2004) Threedimensional (3D) and 4D color Doppler fetal echo - cardiography using spatio-temporal image correlation (STIC). Ultrasound Obstet Gynecol 23:535-545

3. Chaoui R (2003) The examination of the fetal heart using two-dimensional echocardiography. In: Yagel S, Silvermann N, Gembruch U (eds) Martin Dunitz, London, pp 141-149

4. Yagel S, Cohen SM, Achiron R (2001) Examination of the fetal heart by five short-axis views: a proposed screening method for comprehensive cardiac evaluation. Ultrasound Obstet Gynecol 17:367-369

5. Chaoui R, McEwing R (2003) Three cross-sectional planes for fetal color Doppler echocardiography. Ultrasound Obstet Gynecol 21:81-93

6. Goncalves LF, Lee W, Espinoza J et al (2003) Fourdimensional fetal echocardiography with spatio-temporal image correlation (STIC): a systematic study of standard cardiac views assessed by different observers. Ultrasound Obstet Gynecol 22(Suppl):50

7. Devore GR, Polanco B, Sklansky MS, Platt LD (2004) The 'spin' technique: a new method for examination of the fetal outflow tracts using three-dimensional ultrasound. Ultrasound Obstet Gynecol 24:72-82

8. Chaoui R, Schneider MBE, Kalache KD (2003) Right aortic arch with vascular ring and aberrant left subclavian artery: prenatal diagnosis assisted by three-dimensional power Doppler ultrasound. Ultrasound Obstet Gynecol 22:661-663

9. Chaoui R, Heling KS (2005) New developments in fetal heart scanning: three- and four-dimensional fetal echocardiography. Semin Fetal Neonatal Med 10:567-577

10. Vinals F, Poblete P, Giuliano A (2003) Spatio-temporal image correlation (STIC): a new tool for the prenatal screening of congenital heart defects. Ultrasound Obstet Gynecol 22:388-394

11. Goncalves LF, Espinoza J, Romero R et al (2006) Fourdimensional ultrasonography of the fetal heart using a novel tomographic ultrasound imaging display. J Perinat Med 34:39-55

12. Paladini D, Vassallo M, Sglavo G et al (2006) The role of spatio-temporal image correlation (STIC) with tomographic ultrasound imaging (TUI) in the sequential analysis of fetal congenital heart disease. Ultrasound Obstet Gynecol 27:555-561

13. Vinals F, Mandujano L, Vargas G, Giuliano A (2005) Prenatal diagnosis of congenital heart disease using four-dimensional spatio-temporal image correlation (STIC) telemedicine via an Internet link: a pilot study. Ultrasound Obstet Gynecol 25:25-31

14. Abuhamad A (2004) Automated multiplanar imaging: a novel approach to ultrasonography. J Ultrasound Med 23:573-576

15. Abuhamad A, Falkensammer P, Zhao Y (2007) Automated sonography: defining the spatial relationship of standard diagnostic fetal cardi-

ac planes in the second trimester of pregnancy. J Ultrasound Med 26:501-507

16. Chaoui R, Bollmann R, Hoffmann H, Heling KS (1991) [Sonoanatomy of the fetal heart. Proposal of simple cross-sectional planes for the non-cardiologists]. Ultraschall Klin Prax 6:59-67

17. Espinoza J, Romero R, Kusanovic JP et al (2008) Standardized views of the fetal heart using four-dimensional sonographic and tomographic imaging. Ultrasound Obstet Gynecol 31:233-242

18. Chaoui R, Hoffmann J, Heling KS (2004) Basal cardiac view on 3D/4D fetal echocardiography for the assessment of AV-valves and great vessels arrangement. Ultrasound Obstet Gynecol 22:228 (Abstract)

19. Vinals F, Pacheco V, GiulianoA (2006) Fetal atrioventricular valve junction in normal fetuses and in fetuses with complete atrioventricular septal defect assessed by 4D volume rendering. Ultrasound Obstet Gynecol 28:26-31

20. Paladini D, Volpe P, Sglavo G et al (2008) Transposition of the great arteries in the fetus: assessment of the spatial relationships of the arterial trunks by fourdimensional echocardiography. Ultrasound Obstet Gynecol 31:271-276

21. Espinoza J, Goncalves LF, Lee W et al (2004) The use of the minimum projection mode in 4-dimensional examination of the fetal heart with spatio - temporal image correlation. J Ultrasound Med 23:1337-1348

22. Goncalves LF, Espinoza J, Lee W et al (2004) Threeand four-dimensional reconstruction of the aortic and ductal arches using inversion mode: a new rendering algorithm for visualization of fluid-filled anatomical structures. Ultrasound Obstet Gynecol 24:696-698

第二十一章

病理学在胎儿心脏疾病诊断中的作用

一、概述

大量研究已证实了尸检在诊断胎儿或新生儿死亡原因中的重要性[1-3]。目前，二维超声心动图具有良好的诊断能力，在胎儿期即可发现大部分的结构性和功能性先天性心脏病。然而，期望所有病例都达到100%的敏感性并不现实。事实上，超声检查存在诸多限制因素，如超声检查时的孕周、胎位、母体腹部的超声阻抗，以及检查者的经验、所使用仪器的类型等。一旦发生妊娠终止或自发性胎死宫内，尸检不仅可为临床医师提供有价值的相关临床病理信息，还可为家庭提供在未来妊娠中某些特定疾病复发风险方面的信息，从而在随后的妊娠中进行早期评估，使医师做出有利于母亲和胎儿的治疗方案。另外，通过尸检也可组建先天性心脏病的心脏标本库，对于临床实践、科研和教学水平的提高大有裨益。虽然先天性心脏病胎儿的心脏体积较小，但在教学中具有重要价值，因为这些标本没有接受手术矫治，而大多数出生后标本的先天性异常形态常常因外科矫治而改变。胎儿尸检和标本存档应符合家属的宗教信仰以及当地的法律规定并征得家属的知情同意，避免出现类似前些年欧洲器官不恰当保存的事件[4, 5]。

从事胎儿先天性心脏病研究的病理学医师应经过充分培训并能适应高负荷工作。另外，熟悉正常心脏、异常心脏甚至复杂畸形心脏的生理学和解剖形态学对于病理学医师十分重要[6]。理论上，病理学医师应在三级以上医疗机构的病理科进行临床实践，并且要与其他相关亚专业保持密切联系，比如胎儿医学、产科、儿科心脏病学以及心脏外科学、临床遗传病学等。

二、形态学研究

（一）器械

由于胎儿心脏体积很小，所用器械必须适合操作，具体如下。

— 尺子，2把小剪刀（其中至少有1把尖利小剪刀），圆头细探针，刀片，解剖刀，针，注射器，软金属导丝，等等（图21.1）。

— 放大镜和（或）配备相机的解剖显微镜。

— 摄像器材：照相机、镜头、摄像

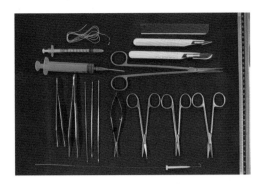

图 21.1　胎儿心脏解剖常用的器械

机、图像储存系统。

— 病理学医师的时间和耐心。

产前超声诊断不会影响病理学医师的判断，相反它可以为超声医师和病理学医师提供一个积极沟通的机会。在尸检前了解超声诊断常常有助于设计最好的尸检方法。

（二）暴露心脏和大血管

在保留颈静脉的同时，分离两侧胸锁关节以切除胸壁，进而切除心包和胸腺以便暴露心脏和大血管（图 21.2）。

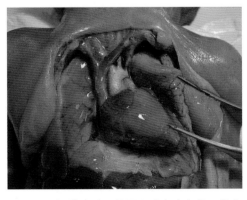

图 21.2　切除胸壁，暴露心脏和大血管。将左肺移向左侧以观察主动脉弓、动脉导管和降主动脉

首先在心包上划开一小口，然后平行于横膈向两侧切开，右侧切至下腔静脉远端，左侧切至肺静脉。切除心包时，右侧应尽可能靠近下腔静脉；向上切至左无名静脉汇入上腔静脉处，并保留左无名静脉；左侧应于横膈垂直面向上切至肺静脉汇入左房处。胸腺附着处的心包从左肺动脉和无名静脉处切开，注意避免误切血管。无名静脉缺失时，应怀疑伴有永存左上腔静脉。最后在尽可能接近血管与心脏连接处彻底切除心包。

必要时可用无菌注射器经右心房侧壁抽取血液进行培养。一般情况下，笔者建议去除心腔内血液并换成固定液，比如甲基卡诺依（methyl Carnoy）固定液。这种操作也可优化冠状动脉的形态。

（三）心脏原位检查

原位检查心脏可提供至关重要的信息。许多先天性心脏病外观可疑，据此可设计最合适的解剖方法。以下总结了心脏外部检查时需着重关注的几点事项。

— 心脏的位置和轴向。

— 心胸比例。

— 内脏心房的位置。

— 体静脉和肺静脉连接。

— 大动脉的位置和大小。

— 心房和心室的外部形态。

— 冠状动脉的形态。

为更好地检查心脏，特别是主动脉弓、动脉导管和降主动脉，笔者建议将左肺移向左侧（图 21.2）。如果无须移开肺叶即可将心脏从胸腔取出，则应怀疑有无肺血管连接异常（Taussig 策略）。心脏原位的外部检查必须全面彻底，每处异常均须标注并尽可能拍照。因为心脏一旦从胸腔取出，很多畸形就很难甚至不可能再被识别（图 21.3）。

（四）取出心肺组织

与成人尸检相同，取出胎儿器官时可将相关的解剖组织一同取出（Ghon 法），也可作为整体取出（Letulle 法）[7]。

笔者通常习惯将胸部器官连同气管、喉和食管一起取出，并在紧邻颈动脉分叉处上方结扎颈动脉。为分离胸腔和腹腔器官，将食管、主动脉及大静脉在膈下切断（图 21.4）。

（五）心脏解剖的方法

心脏解剖有多种方法[8, 9]，可根据心脏疾病的可能类型和标本大小进行选择。同一标本也可使用多种解剖方法。

1. 循血流方向解剖

此方法以心外膜下的冠状动脉作为室间隔定位的标志，循血流方向依次打开每个心腔（打开每个心腔时都应进行检查），从静脉端到动脉端按节段分析的

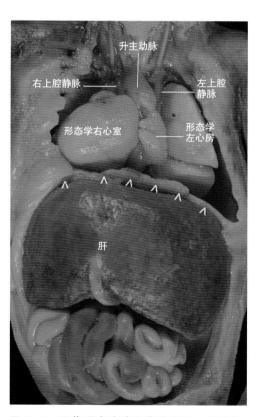

图 21.3 原位观察胸腔和腹腔脏器。肝居中，两叶几乎对称。肠旋转不良。从外观看，心脏位于胸腔右侧，可见双上腔静脉。大血管错位，升主动脉位于前方并扩张。白色开放箭头示横膈

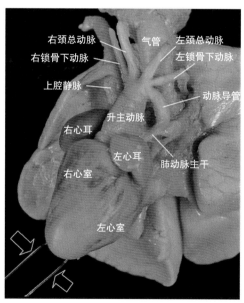

图 21.4 法洛四联症合并肺动脉瓣闭锁胎儿的心肺组织标本。用手术缝线（中空黄色箭头）固定心尖并将其旋向右侧。保留气管可识别右位主动脉弓和起源于左锁骨下动脉根部的异常动脉导管

顺序进行。使用这种方法的前提条件是心脏标本要足够大，因此在产前诊断中很少使用。虽然从胸腔取出心脏后便可马上按这种方法进行解剖，但笔者还是建议先行标本固定（图 21.5）。事实上，解剖后再进行固定会使切面边缘变形并且改变心脏结构的关系，增加后续阶段标本全面评估和形态学研究的难度。

2．断层成像方法

这种解剖方法可以获得适合与超声心动图切面进行比较的形态学切面，即使非常小的心脏也适用。然而此方法需要准确的灌注和固定。在固定 1~7 天后，用锋利的刀片进行解剖，并避免锯样切割。如果未获得准确的切面，可在纠正错误后选用正确的方法重新切割：将切开的两半标本表面晾干，用市场销售的氰基丙烯酸酯胶黏剂仔细黏合，几个小时后即可重新切割。

下面是几例先天性心脏病胎儿不同断层的心脏切面。

（1）短轴切面。心脏隔面向下摆放，平行于房室沟做一系列切面，这样的解剖切面与超声心动图心脏短轴切面一致。在某些特定疾病，如心肌病或缺血性心肌损伤时建议行短轴切面检查（图 21.6）。

（2）四腔心切面。此切面从心尖沿心脏锐缘和钝缘并垂直于室间隔流入部及小梁部切开，可用来评估心腔大小、房室连接、房室瓣以及房间隔和室间隔（图 21.7）。完成该切面后，应采用其他解剖方法，如循血流方向解剖法，检查心室 - 大动脉连接以及大动脉。

（3）心底切面。在房室瓣平面上方几毫米处切除左、右心房，通过此切面可评估房室连接、房室瓣、大血管

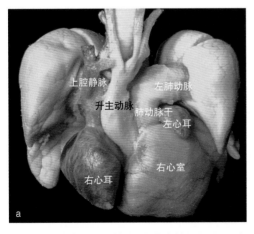
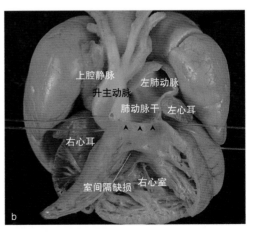

图 21.5　法洛四联症合并肺动脉瓣缺如胎儿的心脏标本外面观（a）和内面观（b）。解剖前进行标本固定，循血流方向从右心室心尖处切开漏斗部和肺动脉主干。此切面可评估室间隔缺损和肺动脉瓣发育不全（黑色短箭头）。为了重点观察肺动脉主干和左肺动脉的扩张以及动脉导管的缺失（此类先天性心脏病的常见畸形），这些血管均须被切开

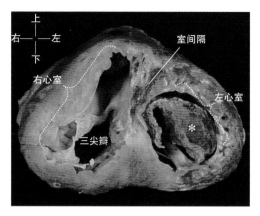

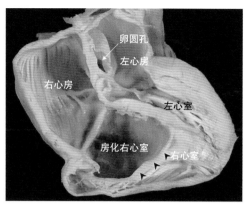

图 21.6　孕 32 周胎儿的心脏短轴切面。因左冠状动脉主干血栓导致左心室大面积心肌梗死，前间隔和左心室前外侧壁可见广泛的缺血性损伤。左心室腔内可见巨大血栓（白色星号）

图 21.7　孕 31 周三尖瓣下移畸形胎儿标本剖面图模拟显示四腔心切面。此切面可清晰显示三尖瓣瓣叶的移位及房化右心室（黑色短箭头）。卵圆孔扩大及其残存瓣证实了因右心室流出道功能性梗阻引起的继发性右向左分流

的相对位置以及半月瓣的形态大小（图 21.8）。

（4）全身断层切面。在超声心动图教科书中，胎儿心脏标本的断层切面常常与相应的超声切面进行对照，这些断层切面一般都是从离体心脏获得。然而，全身整体的断层切面可以帮助我们理解心脏与心外结构的相互关系，这在胎儿超声心动图检查中非常重要，因为在胎儿超声心动图中能够显示的结构更多，

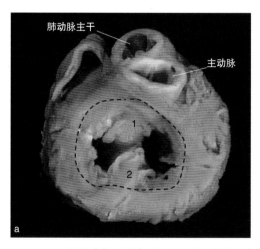

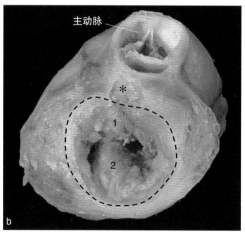

图 21.8　2 例房室间隔缺损胎儿心脏标本的心底切面。两图均可显示共同房室瓣口（黑色虚线），其中 1 和 2 分别为共同房室瓣的前后瓣叶。房室连接一致，无心室流出道梗阻。大血管位置关系正常且大小相当。然而，主动脉位置前移，并骑跨于共同房室瓣之上（a）。右房异构，右心室双出口，主动脉扩张并异位至前方，黑色星号示闭锁的肺动脉主干根部，位于主动脉后方（b）

同时探查胎儿胸部的路径是可变的。但是，全身标本解剖却很少被采用，因为固定过程和切面获得方法在技术上难度较大，而且非常耗时。事实上，切面的选择是在不知道内部器官结构改变的情况下进行的，一旦实施几乎不能变更。通常胎儿躯体断层切面并不适合于异常病例，因为体表的标准参考线在大多数先天性心脏病病例中并不适用。

本书其他章节中所示的胎儿躯体断层切面都遵照了意大利法律，其中4例孕20周前终止妊娠的胎儿标本都征得了母亲同意。通过胎儿脐静脉和气管向胎儿体内灌注Bouin溶液，可使组织固定以及骨骼脱钙均取得满意的效果。固定1周后，分别经胎儿躯体水平面、标准矢状面、顺时针旋转40°的旁矢状面和逆时针旋转60°的旁矢状面做一系列的平行切面。每个切面分类拍照，拍照时选用配备微距镜头的专业数码单反相机，并使用标准相机架固定。本章中所示切面均为病理学医师和儿科心脏病学医师协同合作的成果（图21.9）。

3. 心脏的开窗检查

此方法使用解剖刀或剪刀去除部分心腔壁或血管壁，开"窗"观察心脏内部的异常，适用于较小的心脏（图21.10）。

三、尸检的新技术

近30年来，新生儿和儿童的尸检率逐渐下降。这种情况由多种原因所致，包括父母同意率以及医师尸检意愿的持续下降[10, 11]。1990年，Ros等[12]建议应用MRI替代围生期尸检。事实上，尸体MRI可以提供良好的软组织成像，同时还有一些优于普通检查的特点，包括无运动伪影、无成像时间限制，而且不用担心暴露剂量，能够尽可能使接收线

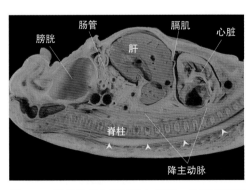

图21.9 胎儿胸骨左缘标准矢状面。此切面可清晰显示心脏与胸腹腔脏器的关系。图像头端显示了动脉导管的长轴切面。白色短箭头示脊髓

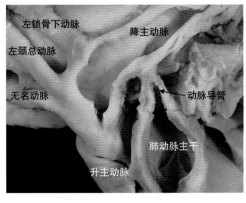

图21.10 胎儿标本开窗显示主动脉弓远端、降主动脉起始部及肺动脉主干，可清晰显示动脉导管的宫内早闭

圈靠近感兴趣部位，从而获得高分辨率的图像。几项研究报告指出，胎儿MRI检查可以详细观察多种畸形的解剖、病理和病因[13]。CT对骨性结构的检查效果优于MRI，能够更好地观察骨骼畸形，并可对采集数据进行三维重建。尸体MRI和CT相结合，可更好地评估解剖结构。尸体CT和MRI图像的记录、分析及后处理技术（所谓"虚拟"尸检）都是无创的，对观察者的依赖性较小，同时还可促进法医病理学的研究[14]。

至于心血管系统，人们普遍认为引产胎儿MRI检查很难识别心脏畸形[15-17]。这是因为引产胎儿心脏结构微小、血液循环停止、心腔内血液凝结，在这些情况下，MRI缺乏足够的分辨力。因为必须结合尸体情况进行图像判读，而且大多数观察者对复杂先天性心脏病缺乏经验，所以观察者在这个过程中必须进行学习。

因为设备性能有限、检查费用高昂以及观察者缺少经验，所以在未来一段时间内MRI/CT还无法取代传统的胎儿心脏尸检。但是，如果结合组织活检，这一新型检查方式将有望成为传统尸检的替代途径[18]。近期，有学者对病理学医师在先天性心脏病领域中发挥的作用进行了综述[19]。

由于妊娠早期检测到胎儿畸形而终止妊娠的人数增加，对小孕周胎儿心脏尸检的研究越来越多。为适应这个趋势，Bussolati及其团队[20]最近报道了一种新技术。这项技术要求先用石蜡包埋整个心脏，在靠近标本的组织块上做基准标记以使切面合理排列。然后按照组织微阵列法将3~4块肺尘埃沉着病淋巴结核心部分包埋入蜡块，用苏木精和伊红染色后切片扫描，保存为JPEG格式的彩色数码图像，应用专门的三维重建软件进行处理[20, 21]。软件采用一种特殊的模型算法渲染技术制作出多边网格结构的三维模型。模型线条粗犷，其纹理具有特殊色彩和不同的光泽度与透明度。模型建立后可通过软件多角度观察，而且最为重要的是，可通过剪切面进行虚拟切片（图21.11）。然而，这项技术非常耗时。

四、心血管病变的描述

先天性心脏病常常被认为太过复杂，以至于难以诊断和描述。由于心脏病变的范围广，可为单发畸形，也可为多样的复合畸形，基于"图像识别"的方法必定不适用。对病理学医师而言，采用胚胎学的方式对心脏病变进行诊断和分类不仅毫无帮助，还将造成混乱。病理学医师应该采用与超声心动图医师相同的方法，因为先天性心脏疾病通常表现为解剖形态学的异常而非组织学改变。

任何先天性心脏病的诊断都应识别心脏各个部位每个节段的解剖形态学特征，并按顺序对心脏进行检查。从首次报道开始，节段分析法就彻底改变了先

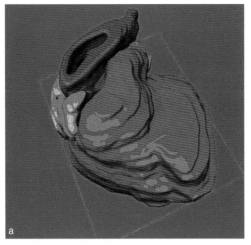 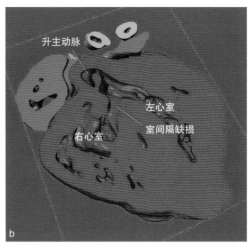

图 21.11　孕 12 周胎儿心脏三维模型全貌（a）；三维模型虚拟切面显示的室间隔缺损和主动脉骑跨（b）

天性心脏病诊断[22]，基于这一全新概念而进行的评估均证实其在若干领域中的价值[23, 24]。因为心脏本身的某些特征可能存在变异，所以不能用来判断心脏结构。心脏结构的判定应基于其最恒定的征象。顺序节段分析法作为一种简便的描述方法，能够准确地、可重复地描述每个心脏，甚至那些合并非常复杂畸形的心脏。

五、图像记录

建议对心脏进行全面的拍照记录，无论是原位还是离体后，切开前拍摄心脏外面，切开后拍摄心脏内面[25]。这种记录有助于疾病诊断、科研以及教学，甚至有时可满足法律需要。没有任何语言的描述能代替高质量图像所展示的信息，无论是静态图像还是动态视频。下面是一些技术上的建议。

（一）设备的选择

现在的数码技术优于传统照相技术。数字图像在拍照后可以即刻检查，能够通过不同媒体很方便地传送给其他部门，而且更便于存档。另外，由于不用胶卷，照片显示和打印更为经济。最好选用可更换镜头的单反相机，因为它能够完全控制视野的角度和深度及曝光时间。由于胎儿心脏太小，需要使用微距镜头。

（二）光线

拍照时两侧应使用 45° 的散射光源全面照射标本，可增加一个聚光灯突出细节加强三维效果。应尽量避免使用闪光灯。为防止反光，用于拍照的任一表面均应完全干燥。建议在相机镜头和光源上加装偏振滤光片，但使用闪光灯时，偏振滤光片将失效。

（三）背景

一般情况下，背景应选用黑色，并且没有反光。比较适合的是平坦的天鹅绒黑布（图 21.12，图 21.13）。

（四）图像质量

所有数码相机在把图像储存在闪存卡上之前都需要先将其压缩，最常用的压缩格式是 JPEG，这种格式的优点是可以明显减小图像大小，但缺点是会丢失部分信息。压缩程度越高，储存所占用的空间就越小。几乎所有相机都提供了至少 3 个等级的质量，这与压缩程度不同有关。这些等级通常描述为基本（最低）、正常（标准）和优（最高）。更高级的数码相机也可将图片储存为 TIFF 格式，这种格式在图形处理及出版界非常流行，可以在低程度压缩的同时保持原始图片的所有信息，但其缺点就是文件非常大。作为替代 TIFF 的第 3 种格式称为 RAW（原始图像数据存储格式），这种格式保留了图像的所有原始信息，但它不是标准格式，可能会因制造厂商不同而有所差异。要想将 RAW 格式转换成通用的格式，或许需要某些计算机软件。然而与预想的不同，RAW 和 TIFF 格式较 JPEG 几乎没有明确的优点，相反会占据存储盘空间、耗电并增加图像处理时间。对于日常应用，笔者推荐采用最高或标准图像质量等级的 JPEG 格式，它既能真正保证图像高质量，占据空间又小。应用 JPEG 格式时需谨记，重复保存同一幅图像将损失数据，因为每次更新都将压缩图像。所以最好保留原始图像，根据处理者需求在每次更新后备份另存。如用于科研目的，必须保证图像质量并且需要最大分

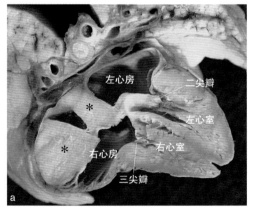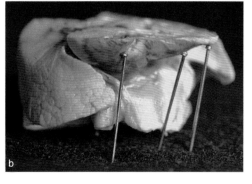

图 21.12　心脏和肺脏切开标本模拟四腔心切面显示右心房内巨大肿瘤（黑色星号）（a）。为避免照相时反光，标本表面已彻底干燥。背景为天鹅绒黑布。标本通过隐藏在拍照面下方的大头针固定来维持表面水平（b）

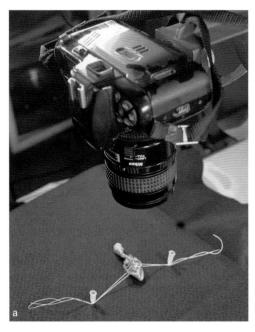
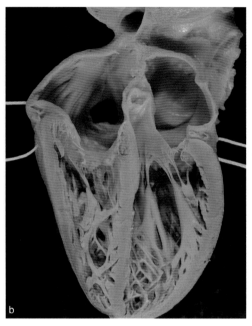

图 21.13　光源（在图外）和相机固定于支架上（a）。将心脏标本置于覆盖有天鹅绒黑布的泡沫板上，通过细线牵拉使心腔扩张打开。细线末端用 2 个注射针头固定。心脏标本的特写显示房室瓣因细线牵拉而扩张（b）

辨率，笔者推荐采用最高质量等级标准，以确保放大图像查看细节时能够保持清晰度。

（五）曝光时间和景深

推荐应用可以设置曝光时间和光圈的相机。要想获得较大的景深，比如聚焦呈现标本的每个平面，则需要选择较小的光圈，通常为 F/8、F/11、F/16。选用微距镜头及小光圈，需要长时间曝光，甚至需要强光源。因为最短手动曝光时间是 1/60 秒，如果需要长时间曝光必须使用三脚架或其他稳定装置。通常，若要获得最好的效果，需要强光源、小光圈、长时间曝光及固定相机。当标本较

小时，为保持其拍照位置，则需要使用一些技巧。笔者建议使用覆盖有特定背景材料的泡沫板或软木板（如前文所述），利用较长的大头针将标本固定或支撑于所需位置（图 21.12b）。有时为了改善内部的拍摄视角需要打开心腔或血管腔，可在管腔两边分别通过细线牵拉以扩大管腔，而细线末端可用注射针头或大头针固定在板子上（图 21.13）。

六、总结

尽管产前诊断的影像学技术取得了很大进步，但在胎儿心脏病领域，传统尸检的临床价值仍然不可替代。尸检常

常能够发现未知的合并畸形（图 21.14），增加对某些疾病病理遗传机制的理解，为诊断提供重要信息，从而影响遗传学咨询。超声检查所见与尸检结果相对照可以提供有价值的学习信息，并能提高产前影像诊断的准确性。在这些新技术中，尸体 MRI/CT 有可能成为传统尸检的一种替代方式，或者说至少是胎儿和婴儿尸体检查不可缺少的一部分，可以提示某些特定病例如何进行下一步检查。

无论未来如何发展，心脏病学、胎儿医学、病理学和放射学领域的专家们日趋紧密的合作将是必然。笔者赞同 Sebire 博士[18]的观点，一个新型的亚专业将会逐渐发展起来。在这个专业中，胎儿/儿科病理学家是直接进行引产胎儿尸检、器官特异性病理学以及组织病理学检查的专家，围生期心脏病学家与胎儿医学专家通过二维和三维超声检查更加准确了解胎儿心血管系统形态学与生理学，放射学专家在 MRI/CT 图像的生成、采集以及处理方面最为专业，这些专家将一起分享各自领域的知识。而笔者相信，无论采用何种成像技术（超声成像、放射学或 MRI），本书所介绍的通过切面研究胎儿心脏的方法将会成为专家们的共同"语言"。

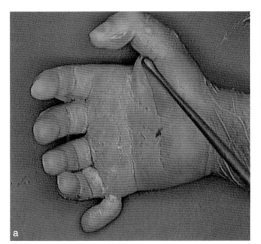
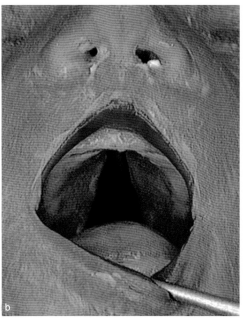

图 21.14　13– 三体综合征胎儿的多指畸形（a）和腭裂（b），同时合并有复杂型主动脉缩窄。虽然这些心外畸形可以被产前超声发现，但在常规检查时经常被漏诊

（译者：李雷，周婕）

参考文献

1. Bove KE (1997) Practice guidelines for autopsy pathology: the perinatal and pediatric autopsy. Autopsy Committee of the College of American Pathologists. Arch Pathol Lab Med 121:368-376

2. Gordijn SJ, Erwich JJHM, Khong TY (2002) Value of perinatal autopsy: critique. Pediatr Devel Pathol 5:480-488

3. Siebert JR, Kapur RP (2000) Congenital anomalies in the fetus: approaches to examination and diagnosis. Path Case Rev 5:3-13

4. Redfern M, Keeling JW, Powell E (2001) The Royal Liverpool Children's Inquiry Report. The Stationary Office, Norwich, UK

5. Kennedy L (2001) The report of the public inquiry into children's heart surgery at The Bristol Royal Infirmary 1984-1995. Learning from Bristol. The Stationary Office, Norwich, UK

6. Cook CA, Yates RW, Anderson RH (2004) Normal and abnormal fetal cardiac anatomy. Prenat Diagn 24:1032-1048

7. Sheaff MT, Hopster DJ (2005) Post mortem technique handbook. Springer, London, pp 119-140

8. Gilbert-Barness E, Debich-Spicer DE (2005) Handbook of pediatric autopsy pathology, Humana Press, Totowa, pp 191-250

9. Gilbert-Barness E (2007) Potter's pathology of the fetus, infant and child, 2nd edn. Mosby Elsevier, Philadelphia, pp 969-1071

10. Brodlie M, Laing IA, Keeling JW, et al (2002) Ten years of neonatal autopsies in a tertiary referral centre: retrospective study. BMJ 324:761-763

11. Okah FA (2002). The autopsy: experience of a regional neonatal intensive care unit. Paediatr Perinat Epidemiol; 16:350-354

12. Ros PR, Li KC, Vo P et al (1990) Preautopsy magnetic resonance imaging: initial experience. Magn Reson Imaging 8:303-308

13. Brookes JS, Hagmann C (2006) MRI in fetal necroscopy. J Magn Reson Imag 24:1221-1228

14. Jackowski C, Schweitzer W, Thali M et al (2005) Virtopsy; postmortem imaging of the human heart in situ using MSCT and MRI. Forensic Sci Int 149:11-23

15. Woodward PJ, Sohaey R, Harris DP et al (1997) Postmortem fetal MR imaging: comparison with findings at autopsy. AJR Am J Roentgenol 168:41-46

16. Alderliesten ME, Peringa J, van der Hulst VP et al (2003) Perinatal mortality: clinical value of postmortem magnetic resonance imaging compared with autopsy in routine obstetric practice. BJOG 110:378-382

17. Huisman TA, Wisser J, Stallmach T et al (2002) MR autopsy in fetuses. Fetal Diagn Ther 17:58-64

18. Sebire NJ (2006) Towards the minimally invasive autopsy? Ultrasound Obstet Gynecol 28: 865-867

19. Aiello VD, Debich-Spicer D, Anderson RH (2007) Is there still a role for cardiac autopsy in 2007? Cardiol Young 17:97-10

20. Bussolati G, Marchiò C, Volante M (2005) Tissue arrays as fiducial markers for section alignment in 3-D reconstruction technology. J Cell Mol Med 9:438-445

21. Fredouille C, Morice JE, Delbecque K et al (2006) New fetopathological section of

the heart. Correlated to the ultrasonographic 4-chamber view in fetuses. Ann Pathol 26(1):60-65

22. Van Praagh R (1972) The segmental approach to diagnosis in congenital heart disease. In: Bergsma D (ed) Birth defects original article series, vol Ⅷ, no. 5, The National Foundation - March of Dimes. Williams & Wilkins, Baltimore, pp 4-23

23. Anderson RH, Ho SY (1997) Continuing medical education, Sequential segmental analysis - description and categorization for the Millenia. Cardiol Young 7:98-116

24. Anderson RH (2000) Nomenclature and classification; sequential segmental analysis. In: Moller JH, Hoffman JIE (eds) Pediatric cardiovascular medicine. Churchill Livingstone, New York, pp 263-274

25. Varetto L, Gargallo C, Botta G et al (2008) Photographic documentation of autopsies. Minerva Medicoleg 128:1-7

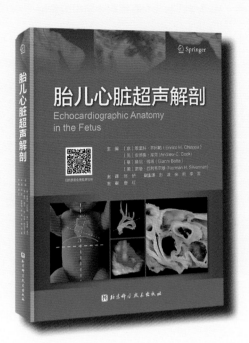

胎儿心脏超声解剖
Echocardiographic Anatomy in the Fetus

Springer

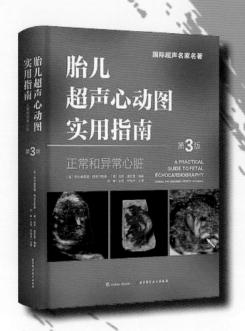

国际超声名家名著

胎儿
超声心动图
实用指南
第3版
正常和异常心脏

A PRACTICAL GUIDE TO FETAL ECHOCARDIOGRAPHY

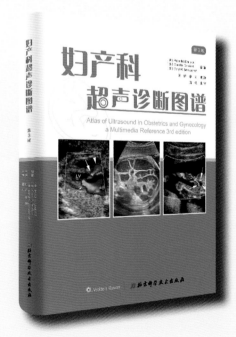

妇产科
超声诊断图谱
第3版

Atlas of Ultrasound in Obstetrics and Gynecology
a Multimedia Reference 3rd edition

Wolters Kluwer

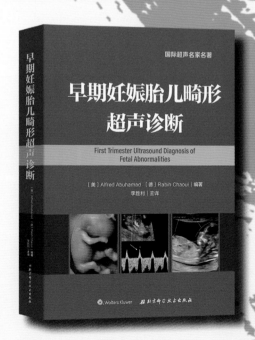

国际超声名家名著

早期妊娠胎儿畸形
超声诊断

First Trimester Ultrasound Diagnosis of
Fetal Abnormalities

[美] Alfred Abuhamad　[德] Rabih Chaoui | 编著
李胜利 | 主译

Wolters Kluwer　北京科学技术出版社